Thomas Stollenwerk

Schwarzweißbuch Milch

W0371710

Thomas Stollenwerk

# Schwarzweißbuch Milch

## Die Neuerfindung eines Naturprodukts – zwischen Mythos und Wahrheit

Ausgeschieden
von den
Städtischen Büchereien

Büchereien Wien
Magistratsabteilung 13
Weimarer Straße 8-10
A 1180 Wien

Residenz Verlag

**LEBEN AUF SICHT** die aktuelle Buchreihe für neue nachhaltige Wege

Die großen Herausforderungen – Klimawandel, Migrationsbewegungen, eine wachsende Weltbevölkerung bei endlichen Ressourcen – sind allen bekannt. Doch wie wir ihnen begegnen können, wollen und sollen, das bleibt umstritten. Die Reihe »Leben auf Sicht« ist der Missing Link zwischen Fachwelt und wachem Geist. Engagierte Vordenkerinnen und Geistesakrobaten, aber auch Aktivistinnen und Anpacker stellen Fragen, zeigen mögliche Antworten und liefern Ansätze für ein besseres Leben. Federführend für die Reihe ist Thomas Weber, der als Herausgeber von »Biorama« als Spezialist für neue nachhaltige Wege gilt.

fb.com/LebenaufSicht

Bibliografische Information der Deutschen Nationalbibliothek
Die Deutsche Nationalbibliothek verzeichnet diese Publikation in der Deutschen Nationalbibliografie; detaillierte bibliografische Daten sind im Internet über http://dnb.dnb.de abrufbar.

www.residenzverlag.at

© 2019 Residenz Verlag GmbH
Salzburg – Wien

Alle Rechte, insbesondere das des auszugsweisen Abdrucks und das der fotomechanischen Wiedergabe, vorbehalten.

Umschlaggestaltung: sensomatic
Grafische Gestaltung / Satz: Lanz, Wien
Schrift: Brandon Grotesque, Skolar
Lektorat: Josef Weilguni
Gesamtherstellung: CPI Moravia Books

PEFC 06-39-224
Dieses Papier stammt aus nachhaltig bewirtschafteten Wäldern und kontrollierten Quellen. www.pefc.at

cradletocradle CERTIFIED SILVER
Höchster Standard für Ökoeffektivität. Cradle to Cradle™ zertifizierte Druckprodukte innovated by gugler*. Bindung ausgenommen

greenprint* klimapositiv gedruckt

ISBN 978 3 7017 3473 3

# Inhalt

01 Milchgeschichte 7

02 Milchmarkt 26

03 Milchpolitik 43

04 Milchmaschinen 66

05 Milchorte 92

06 Milchtiere 108

07 Milchgesundheit 124

08 Milchimage 137

09 Milchumwelt 154

10 Milchalternativen 171

# 01 Milchgeschichte

## Über laktoseintolerante Jäger und Sammler

Irgendwann Mitte der 1970er Jahre arbeitete der junge Archäologe Peter Bogucki an einer Ausgrabung in Zentralpolen. Dort stießen er und seine Kollegen auf Tonkrüge, deren Entstehen sie auf einen Zeitraum vor zirka sieben Jahrtausenden datierten. Die Menschen, in deren Haushalt die Gefäße damals verwendet worden waren, mussten zu den ersten sesshaften Bauern der Region gehört haben. Manche der Tongefäße waren von kleinen Löchern übersät, so als hätte man sie vor dem Brennen im Feuer mit Ästen oder Strohhalmen durchlöchert. Darauf konnte sich Bogucki keinen Reim machen. Der Archäologe, der heute an der Princeton University lehrt, stöberte in der Fachliteratur nach vergleichbaren Funden und stieß schließlich auf ganz ähnliche Objekte. Allerdings waren die nicht Jahrtausende alt, sondern teilweise sogar neuzeitlichen Ursprungs. Verwendung fanden sie beim Abseihen von frischem Käse. Bogucki entwickelte die These, dass auch die Tonscherben aus der polnischen Ausgrabung die Reste einer steinzeitlichen Käsemanufaktur sein könnten. Im Jahr 2011, fast vierzig Jahre nachdem sie aus polnischer Erde geborgen worden waren, widmete sich die Geochemikerin Mélanie Roffet-Salque an der Universität im südenglischen Bristol den Objekten aus der Ausgrabung. Und tatsächlich: Sie fand auf den Tonfragmenten Rückstände von Milchfetten. Das stützte Boguckis These. Die Gefäße dürften als Käsesiebe verwendet worden sein, um feste und flüssige Milchbestandteile voneinander zu trennen. Das macht die polnischen Fundstücke zu einem spektakulären Fund. Sie sind der älteste jemals gefundene Beleg für die Herstellung von Käse weltweit.[1]

Der moderne Mensch blickt bekanntlich zurück auf eine Ahnengeschichte von Jägern und Sammlern. Beeren, Nüsse, Früchte und Insekten sammeln, gelegentlich Tiere erlegen – das garantierte unseren Vorfahren das Überleben. Und ihre Nahrung wurde dadurch fast automatisch ausgewogen und saisonal. Erst als Menschen sesshaft wurden und dort blieben, wo Weizengräser und andere Pflanzen gediehen, von denen man sich mehr oder weniger bequem ernähren konnte, endete die lange Geschichte des reinen Jagens und Sammelns. Heute gilt dieser Schritt in der Entwicklungsgeschichte des modernen Menschen als Grundbedingung für das Entstehen von Gesellschaften und von dem, was man als Hochkultur bezeichnet. Für die Ernährung der frühen Agrargesellschaften war die Sesshaftigkeit dabei gar nicht unbedingt nur der gewaltige Fortschritt, als der sie im Rückblick erscheinen mag. Denn die bäuerliche Ernährung war viel weniger ausgewogen, weniger vielseitig und weniger krisenbeständig als die Ernährung der Jäger und Sammler. Milch spielte für die frühen Bauern in vielen Regionen eine große Rolle. Denn anders als für umherziehende Jäger und Sammler, die ihren Nahrungsquellen folgten, standen die Nahrungsquellen sesshafter Bauern schlicht auf Feld und Weide. Wie praktisch und bequem. Diese neu gewonnene agrarische Bequemlichkeit der Pioniergenerationen menschlicher Sesshaftigkeit führt heute zu der Frage, ob es überhaupt wirklich die Menschen waren, die Pflanzen und Tiere domestizierten, oder ob es nicht eher Pflanzen und Tiere waren, die den Menschen domestizierten, indem sie ihn abhängig machten. Eine schwer lösbare Frage. Was jedoch als gesichert gilt: Mit der landwirtschaftlichen Revolution vor ungefähr 20000 bis 12000 Jahren, übrigens noch während der letzten Eiszeit, begannen Menschen im Vorderen Orient nach und nach die Kontrolle über die Quellen ihrer Nahrungsmittel zu gewinnen. Durch Anbau und Pflege von Pflanzen, durch Kultivierung von Böden und durch die Zucht von Haustieren, die Fleisch, Dünger für die Felder und Milch lieferten. Das waren vor allem Schafe und Ziegen sowie der eurasische Auerochse, der in seiner domestizierten Form zum Hausrind wurde. Für jenen Wandel von der wildbeuterischen zur sesshaften und bäuerlichen Lebensweise prägte Vere Gordon Childe, ein britischer Theoretiker der marxistischen Archäologie, im Jahr 1936 einen Begriff, der sich rasch durchsetzte. Neolithische Revolution nannte er den Wandel, der auch den Beginn jener Zeit markiert, die heute als Neolithikum oder als Jungsteinzeit bezeichnet wird.[2]

Es war allerdings alles andere als eine Selbstverständlichkeit, dass sich Milch auf dem Speiseplan der frühen Bäuerinnen und Bauern der Jungsteinzeit fand. Schließlich ist die Milch von Tieren zunächst einmal die Muttermilch für deren Nachkommen, nicht für beliebige Tiere, zum Beispiel den Menschen. Noch als die letzte Eiszeit vor etwa 10 000 Jahren endete, war Milch für erwachsene Menschen Gift. Denn ihr ausgewachsener Körper war nicht zur Bildung von Laktase fähig. Das Enzym ist zur Aufspaltung des Milchzuckers Laktose nötig. Ein Organismus, der Milchzucker nicht aufspalten kann, kann ihn nicht verdauen. Als erste Homo sapiens am Ende des letzten Glazials von der wildbeuterischen Lebensweise zu Ackerbau und Viehzucht übergingen, lernten sie, den Laktosegehalt von Milch zu verringern. Durch die Fermentation von Milch zu Käse und Joghurt wurde Milch für sie bekömmlich. Das stellte einen gewaltigen Fortschritt dar, der die Liste an Lebensmitteln, die den sesshaft gewordenen Menschen zur Verfügung standen, deutlich verlängerte. Ein paar Jahrtausende später sorgte ein glücklicher Zufall dafür, dass Milch für die Ernährung von Menschen eine noch einmal gesteigerte Rolle einnehmen konnte. Diese Rolle hat sie in manchen Teilen der Welt bis heute nicht verloren. Bei dem glücklichen Zufall handelte es sich um eine Genmutation. Sie sorgte dafür, dass Menschen auch frische und unverarbeitete Milch zu sich nehmen und verdauen konnten, und zwar nicht nur im Kindes-, sondern bis ins hohe Alter.

Diese Milchverträglichkeits-Mutation trat nach heutigem Stand der Forschung zuerst südlich des Plattensees auf, auf der nördlichen Balkanhalbinsel. Anhand des sogenannten MCM6-Gens, das für Milchverträglichkeit sorgt, und des Allels T-13910 lässt sich von Anthropologinnen und Anthropologen mittels genetischer Analysen bis heute nachvollziehen, wie sich die Milchverträglichkeit auf dem Globus ausbreitete.[3] Bis heute ist das »Milchverträglichkeitsgen« auf der Erde alles andere als gleichmäßig verteilt. Dass Menschen in den nördlichen Gebieten der Nordhalbkugel häufiger in der Lage sind, Milch als Nahrungsquelle zu nutzen, hängt damit zusammen, dass die vor etwa 7000 Jahren durch besagte Genmutation entwickelte Laktosepersistenz in gemäßigten bis kalten Klimazonen ein sehr vorteilhaftes Selektionsmerkmal im Prozess der menschlichen Evolution darstellte. Als die Mutation erst einmal geschehen war, besiedelten die Menschen, die problemlos Milch verdauen konnten, sehr rasch ganz Nordeuropa. Denn der Umstand, dass frische Milch nun als Nahrungsquelle zur Verfügung stand, sicherte menschlichen Gemeinschaften das Überleben auch dann, wenn eine Ernte mager ausfiel. Schon vor einem Jahrtausend, im europäischen Mittelalter, konnten Mitteleuropäerinnen und Mitteleuropäer Frischmilchprodukte dank der genetisch bedingten Laktosepersistenz ähnlich gut verdauen wie die meisten Mitteleuropäerinnen und Mitteleuropäer von heute. Das zeigen Untersuchungen an Knochenfunden, die eine Gruppe von Forscherinnen und Forschern aus der Schweiz und den USA durchgeführt haben.[4]

Auch heute ist Milch nicht für alle Menschen gleichermaßen verträglich. Ganz im Gegenteil. Nur 35 Prozent der Weltbevölkerung können Milch über das siebte oder achte Lebensjahr hinaus problemlos verdauen. Beim größten Teil der Weltbevölkerung sorgt unverarbeitete Milch für Durchfall und andere eher unangenehme Beschwerden. Im internationalen Vergleich nimmt die Milchverträglichkeit gen Süden ab. Das bedeutet zum Beispiel, dass jenes Gen, das Milch für Menschen verträglich macht, in Skandinavien sehr viel häufiger auftritt als im südlichen Afrika oder in Asien. Mit anderen Worten: Auch heute noch vertragen die Menschen in jenen Regionen, in denen vor Jahrtausenden die Viehzucht begann, Milch besser als dort, wo sie erst später eine Rolle spielte. In Skandinavien etwa sind rund 80 Prozent der Erwachsenen in der Lage, Milch problemlos zu verdauen. In Teilen Asiens und Afrikas ist teilweise nur ein Prozent der Bevölkerung dazu fähig. Ein großer Teil der Weltbevölkerung verfügt genetisch bedingt nach wie vor nicht über die Möglichkeit, Laktose durch Laktase aufzuspalten und abzubauen. Damit sind sehr viel mehr Menschen laktoseintolerant, als es die paar laktosefreien Spezialprodukte im Milch-Kühlregal europäischer Supermärkte glauben machen. Dort, wo ein Mangel an pflanzlicher Nahrung heute keine bedrohliche Rolle mehr spielt, ist Laktosetoleranz nur noch dann ein Vorteil, wenn keine Milchersatzprodukte angeboten werden. Wo man seinen Cappuccino auch mit Sojamilch bekommt, haben laktosetolerante Milchkaffeetrinker gegenüber ihren laktoseintoleranten Artgenossen keinen Vorteil mehr.[5]

Es ist kein Wunder, dass Milchprodukte in asiatischen Küchen im Vergleich zu europäischen Speiseplänen eine eher marginale Rolle spielen. Dort ist Milchverträglichkeit schließlich kaum verbreitet. Und selbst innerhalb Europas lässt sich beobachten, dass Milch nicht überall gleichermaßen wichtig für regionale Speisen und Gerichte ist. Die griechische Küche oder auch die süditalienische Küche kommen weitgehend ohne Milch aus, sieht man von einigen Käsespezialitäten ab. Das liegt nicht unbedingt nur daran, dass die Menschen in mediterranen Regionen Milch nicht sonderlich gut vertragen, sondern natürlich auch daran, dass Milchviehhaltung, insbesondere die Haltung von Milchkühen, in diesen Regionen aus klimatischen Gründen schlechtere Voraussetzungen hatte als an weiter nördlich gelegenen Orten. In Regionen, in denen die Schaf- oder Ziegenhaltung aufgrund der Vegetation stärker verbreitet ist als die Kuhhaltung, fällt auch weniger Milch an. Und so spielen Milchprodukte in diesen Regionen fast automatisch eine weniger zentrale Rolle auf dem Speiseplan.

Erst als die Milch für große Gruppen von erwachsenen Menschen verträglich geworden war, machte es Sinn, Vieh auch zum Zweck der Milchproduktion zu halten. Das galt insbesondere in nördlichen Gefilden, wo es nicht das ganze Jahr über pflanzliche Nahrung in ausreichendem Maße gab. Tiere ließen sich schließlich fast das ganze Jahr über melken. Und Fleisch brachten sie am Ende ihres Lebens obendrein. Es ist stark anzunehmen, dass sich Milchbauern schon sehr früh nur ungern damit zufriedengaben, nur dann Milch zu sich nehmen zu können, wenn ihre Tiere gerade Kälber, Zicklein oder Lämmer zur Welt gebracht hatten, und das auch nur so lange, wie die Jungtiere gesäugt wurden. Methoden, um den Milchfluss der Nutztiere möglichst lange aufrechtzuerhalten, um möglichst viel Milch für die Ernährung der menschlichen Sippe nutzen zu können, dürften sich entsprechend schnell entwickelt haben. Der israelische Historiker Yuval Noah Harari nennt sie »Methoden zur Unterjochung der Tiere«. Eine Art dieser Unterjochung besteht darin, die neugeborenen Tiere kurze Zeit nach ihrer Geburt von den Muttertieren zu entfernen oder sie zu schlachten und die Mutter dann so lange wie möglich zu melken, bevor sie erneut geschwängert wird. So wird es in der Milchwirtschaft bis heute gemacht. Im Laufe der langen Geschichte der Milchviehhaltung wurden auch andere, kreative und mitunter grausame Methoden entwickelt, um Menschen den Zugriff auf die Muttermilch von Kühen und anderem Milchvieh zu sichern. Der Kultur- und Sozialanthropologe Edward Evans-Pritchard berichtete in den 1930er Jahren nach Reisen zur nilotischen Volksgruppe der Nuer im Sudan, dass dort eine Praxis zur Stimulation des Milchflusses angewandt worden sei, bei der Kuhhirten die Kälber töteten. Das Fleisch sei gegessen und das Fell des Kalbes ausgestopft worden, um es schließlich der Mutterkuh zu zeigen, mit dem Ziel, bei ihr die Milchproduktion weiter anzuregen. Um der Mutter noch glaubhafter vorzugaukeln, ihr Kalb müsse gesäugt werden, sei das ausgestopfte Fell zusätzlich mit dem Urin der Mutter eingerieben worden, damit es vertraut rieche. Nicht nur Kühe sind von so martialischen Methoden betroffen. Aus der Kamelzucht ist eine Methode bekannt, bei der Jungtieren die Lippen verstümmelt werden, damit sie beim Säugen Schmerzen empfinden und nur wenig Milch trinken, sodass mehr für die Menschen übrig bleibt.[6] Es zeigt sich: Mit purem Agraridyll hat die Geschichte der Milchnutzung eher weniger zu tun, als viele Menschen heute wahrhaben möchten. Denn schon seit der Agrarrevolution am Beginn des Neolithikums hatte die Nutztier-Haltung reihenweise Verlierer. »Aus Sicht der Herde kommt man fast unweigerlich zu dem Schluss, dass die landwirtschaftliche Revolution für die überwiegende Mehrheit der Tiere eine schreckliche Katastrophe bedeutete«, schreibt Yuval Noah Harari, und schließt eine provokante Frage an: »Wenn Sie die Wahl hätten, als seltenes Nashorn zu leben, dessen Art vom Aussterben bedroht ist, oder als Kalb, das sein kurzes Leben in einer winzigen Kiste verbringt und gemästet wird, um zu saftigen Filets verarbeitet zu werden – wofür würden Sie sich entscheiden? Die Tatsache, dass das Nashorn das letzte seiner Art ist, ändert nichts an seiner Zufriedenheit.«[7] Die Unterjochung und Ausbeutung von Nutztieren in der Milchproduktion hat eine jahrtausendealte Geschichte, die auf der Beherrschung der Tiere durch den Menschen beruht und die Ausbeutung tierischer Rohstoffe, nämlich der Muttermilch, des Fells, des Fleischs, der Klauen und Hörner, zum Ziel hat.

Dieses ausbeuterische Machtverhältnis der frühen Milchviehhaltung trug also dazu bei, die Versorgung der Menschen mit nahrhaften Lebensmitteln auf eine ausreichende und sichere Basis zu stellen, und das besonders dort, wo pflanzliche Lebensmittel aus klimatischen Gründen während der Wintermonate nur in geringem Umfang verfügbar waren. Die Kultur der Milchviehhaltung war recht erfolgreich und breitete sich dementsprechend schnell aus. Und sie trug als Bedingung wohl auch ihren Teil zum Entstehen von Hochkulturen bei. Die Bedeutung, die Milch dabei hatte, ging an diesen Kulturen nicht spurlos vorüber. Rund um den Globus finden sich antike Hinweise auf die besondere Wertschätzung, die Milch schon vor Jahrtausenden genoss. Und das nicht nur im hohen Norden, wo selbst Erwachsene sich die Muttermilch einverleiben konnten, sondern auch dort, wo die dazu nötige genetische Disposition weniger verbreitet war.

## Durch Milch zur Hochkultur?

Für lange Zeit, nämlich über 30 Jahrhunderte lang, stellte Ägypten ein kulturelles Zentrum der Welt dar: Zirka vom vierten Jahrtausend vor unserer Zeitrechnung bis zum Beginn der griechisch-römischen Zeit, des in der Region am südöstlichen Rand des Mittelmeers mit der Eroberung Ägyptens durch Alexander den Großen im Jahr 332 v. Chr. angesetzt wird. Der in Regensburg lehrende Kultur- und Sozialanthropologe Gunther Hirschfelder sieht in der Bedeutung der Milch für die Ägypter einen der Gründe für den Erfolg und das lange Überdauern der ägyptischen Kultur. Auf die Frage, weshalb Ägypten für so lange Zeit die wirtschaftlich, politisch und militärisch beherrschende Kraft der damals bekannten Welt bleiben konnte, hat er eine Antwort, wie sie sich neuzeitliche Milch-Vermarkter nicht besser wünschen könnten: »Mit einem Augenzwinkern könnte man sagen: Wegen der Milch. Die Kuh war das am intensivsten verehrte Tier. Die größten Göttinnen – Hathor, Nu und Isis – wurden als Kuh dargestellt. Und sogar den Himmel stellte man sich als Kuh vor – die Himmelskuh als kosmische Urmutter. Die Kuh war nicht nur die große Mutter der Lebenden, sondern auch der Toten. Der Tote hoffte, aus ihrem Leib neu geboren zu werden, und versprach sich ihren Schutz. Auch im ägyptischen Jenseits waren die Kühe dem Toten freundlich gesonnen. Sie spendeten ihm Nahrung, genauso wie im irdischen Leben. Auch halfen sie dem Toten beim Aufstieg in den Himmel.«[8]

Isis, als Göttin zuständig für Geburt, Tod und Wiedergeburt und die wohl am stärksten verehrte Göttin der alten Ägypter, wurde meist nicht nur mit Kuhhörnern, sondern auch ein neugeborenes Kind stillend dargestellt. Als Erlösungssymbol spielte Milch eine große Rolle an religiösen Feiertagen. Milchgefäße umgaben das Grab von Osiris, dem ebenfalls göttlichen Ehemann von Isis, auf der Insel Philae, so die Überlieferung. Priester versammelten sich dort, nicht nur um zu singen und zu beten, sondern auch, um für jeden Tag des Jahres eine Opferschale mit Milch zu füllen. Für die gewöhnlichen Ägypterinnen und Ägypter war der Besuch dieser Stätte auf einer Insel im Nil, unweit der oberägyptischen Stadt Assuan, eine heilige Pilgerreise, die ein Leben lang für Erleuchtung sorgen sollte. Die griechischen und römischen Eroberer und Besatzer Ägyptens konnten der »milchigen« Verehrung Isis' und ihres Göttergatten Osiris ganz offenbar einiges abgewinnen. Herodot berichtet im fünften Jahrhundert vor unserer Zeitrechnung, dass die Griechen Feste und Prozessionen von den Ägyptern übernahmen und den Pfad der Milch-Rituale über Raum und Zeit hinweg fortsetzten, sogar bis auf die andere Seite des Mittelmeers. Ein Bericht über eine Milch-Zeremonie erscheint in Apuleius' »Metamorphosen«, auch bekannt als Geschichte vom goldenen Esel. Die für Historiker bis heute aufschlussreiche Quelle enthält eine sehr detailreiche Beschreibung von kunstvoll gekleideten Menschen, Priestern und Tieren aus dem zweiten Jahrhundert. Darin wird eine lange Prozession in der griechischen Stadt Kenchreai beschrieben, in deren Verlauf Priester des Isis-Kults als Teil der Rituale Milch aus einem goldenen Krug verschütten. Noch bis ins fünfte Jahrhundert unserer Zeitrechnung hielt sich der Isis-Kult. Auch im Römischen Reich war er unter verschiedenen Kaisern geduldet. Die gehörnte Göttin Isis, deren göttliche Milch den Pharaonen Leben spendet, überdauerte damit das Reich der Ägypter um mehrere Jahrhunderte und wurde noch bis in christliche Zeiten hinein verehrt.[9]

Auch andere Kulturkreise blicken auf eine lange Geschichte mythischer Milchverehrung zurück. Eine besonders spektakuläre Rolle nimmt Milch zum Beispiel in der hinduistischen Mythologie ein. In den traditionellen Mythen der mit rund einer Milliarde Anhängerinnen und Anhängern drittgrößten Weltreligion kommt gleich ein ganzer Ozean aus Milch als Urmeer vor. Im Kern des hinduistischen Schöpfungsmythos geht es um das Aufschäumen jenes Milchozeans.[10] Die Kurzform: Sowohl die Götter, Devas, als auch die Dämonen, Asuras, begeben sich auf die Suche nach dem Unsterblichkeitstrank Amrita. Der kostbare Trank soll ihnen dabei helfen, die ständigen Verluste durch untereinander ausgefochtene Kämpfe endlich zu reduzieren. Nur liegt dieser Trank für alle unerreichbar inmitten des Milchozeans verborgen. Erst als die Götter und Dämonen auf einen Rat Vishnus hin den Milchozean gemeinsam zum Quirlen bringen und ihn in feste Butter verwandeln, kommen sie dem Trank Amrita näher. Allerdings nimmt das Quirlen tausend Götterjahre in Anspruch, und während dieser Zeit tun sich einige Hindernisse auf. Zunächst einmal musste ein Quirl her, so die Geschichte. Dazu wickeln die Götter und Dämonen die Schlange Vasuki um den Berg Meru. Durch abwechselndes Ziehen an Schwanz und Kopf der Schlange sollte der Milchozean in Bewegung versetzt und schließlich zu Butter geschlagen werden. Dem Mythos nach funktioniert das allerdings nicht, und der Berg Meru droht im Milchozean zu versinken. Erst als Vishnu die Form einer gigantisch großen Schildkröte annimmt, unter den Berg kriecht und ihn von unten stützt, beginnen die göttlichen und dämonischen Bemühungen Früchte zu tragen. Mit dem Quirl aus Berg und Schlange wird so lange gerührt, bis ein Gift aus den Tiefen des Milchozeans hervorsteigt. Der Gott Shiva trinkt das Halahala genannte Gift aus, was dazu führt, dass sein Hals eine blaue Farbe annimmt. Das weitere Quirlen fördert immer mehr mythische Persönlichkeiten und Schätze zutage. Der Mond Chandra, der fortan Shivas Stirn ziert, kommt im Milchozean zum Vorschein, genau wie der siebenköpfige, fliegende König der Pferde Uchchaihshravas, ein Schimmel, auf dem fortan je nach Quelle entweder der Dämonenkönig Bali oder Sonnengott Surya reitet. Das von Vishnu getragene Juwel Kaushtuba, die heilige Kuh Kamadhenu, die Wünsche erfüllen kann, und der Baum Kalpavrjsha, der auch Wünsche erfüllt, kommen ebenfalls aus dem Milchozean. Die Göttin Lakshmi entsteigt ihm auf einer Lotusblüte sitzend. Vishnu heiratet Lakshmi und die versammelten Götter und Dämonen quirlen weiter. Als Varuni, die Göttin des Weines, dem Ozean entsteigt, ist schnell klar: Die Dämonen behalten sie für sich. Irgendwann entsteigt schließlich ein junger Mann dem Milchozean. Er ist dem Mythos nach über und über mit Juwelen geschmückt und trägt eine Kette aus Blüten um den Hals. Dhanvantari lautet sein Name, seines Zeichens göttlicher Arzt und Quelle aller Heilkünste. Er ist es schließlich auch, der in einem Krug dabeihat, was alle Quirlenden wollen: Amrita, das Getränk der Unsterblichkeit. Götter und Dämonen haben zwar vereinbart, sich den lange ersehnten Drink zu teilen, doch als sie ihn erst einmal vor sich haben, vergessen sie ihre Abmachung und streiten weiter. Vishnu beendet den Streit, indem er Mohini, eine begehrenswerte Frau, herbeiholt, die Amrita fair unter allen verteilen soll. Sie sorgt allerdings dafür, dass nur die Götter von dem kostbaren Elixier trinken können. Lediglich der Dämon Rahu, der Verdacht schöpft und sich vorsorglich unter die Götter mischt, als Amrita ausgeschenkt wird, bekommt einen Schluck ab. Mond und Sonne verraten den Dämon, und Vishnu schlägt ihm kurzerhand den Kopf ab, noch bevor der Unsterblichkeitstrunk die Magengegend erreicht. Das hat zur Folge, dass nur der Rahu'sche Kopf unsterblich wird und fortan versucht, Mond und Sonne zu verschlucken – die hinduistische Erklärung für Mond- und Sonnenfinsternisse.

Nicht nur der hinduistische Mythos vom Quirlen des Milchozeans schafft eine – wenn auch nicht ganz unmittelbare – Verbindung zwischen Milch und Astronomie. Die offensichtlichste Verbindung besteht im Namen der Galaxie, in der wir mit unserem kleinen Planeten zu Hause sind. Wir nennen sie schließlich Milchstraße. Die Galaxie besteht aus 100 bis 300 Milliarden Sternen, die in Form einer flachen Scheibe angeordnet sind. Am Nachthimmel erscheint diese flache Scheibe von der Erde aus betrachtet als heller, schmaler Streifen, wie ein milchiger Strich mit dem Pinsel auf einer dunklen Leinwand. Den meisten Menschen fällt das heute kaum auf, denn durch die zunehmende Lichtverschmutzung ist die Milchstraße längst nicht mehr so deutlich zu erkennen wie in eher schwach beleuchteten Epochen. In früheren Zeiten war das nächtliche Betrachten der Milchstraße eine Alltagserfahrung für Menschen, die sich deshalb kreative Geschichten zur Erklärung dessen einfallen ließen, was sie da am Himmel zu sehen bekamen. Im antiken Griechenland entstand eine Sage zur Entstehung der Milchstraße, die bis heute die bekannteste unter den mythologischen Erklärungen ist. Danach soll der oberste olympische Gott Zeus seinen Sohn Herakles an der Brust seiner göttlichen Frau Hera trinken lassen haben, während sie schlief. Nur war Herakles nicht aus der göttlichen Beziehung Zeus' mit Hera hervorgegangen, sondern das Kind von Zeus und dessen sterblicher Frau Alkmene. Zeus wollte seinem Sohn auf diesem Weg zu göttlichen Kräften verhelfen. Doch Hera bemerkte es, dass Herakles an ihrer Brust saugte, und stieß ihn zurück. Dabei spritzte der Milchstrahl aus ihrer Göttinnenbrust über den Nachthimmel und verblieb dort als Milchstraße. So die Sage. Die weniger fantastische und eher nüchterne These, dass es sich bei der Milchstraße am Firmament um eine Ansammlung von Sternen handeln dürfte, vertraten die vorsokratischen Philosophen Anaxagoras und Demokrit wohl schon 400 Jahre vor dem Beginn unserer Zeitrechnung. Erst Galileo Galilei erkannte etwa 2000 Jahre später, nämlich im Jahr 1609, beim wiederholten Blick durch sein Fernrohr in den Nachthimmel wieder, worum es sich bei der milchigen Erscheinung handelte: »Nihil aliud quam innumerarum Stellarum coacervatim consitarum congeries.« Um nichts anderes als eine Anhäufung zahlloser Sterne. Das altgriechische Wort »galaxias«, das man der Milchstraße schon lange vor Galileos astronomischen Erkenntnissen gab, leitet sich vom Wort »gala« ab. Und das bedeutet Milch.

»Solange Menschen den Himmel betrachtet haben, staunten sie fragend vor dem breiten, mild leuchtenden Bande, das im Kreise den ganzen Himmel wie ein ungeheurer Bogen umschloß«, schwärmte der deutsche Homer-Übersetzer Thassilo von Scheffer 1939. »Alle anderen Himmelskreise, die die Legende und die Wissenschaft erwähnen, sind nur gedacht, hier aber stand ein riesiges Phänomen allnächtlich als umschließender Ring deutlich da und bot so einer Fülle von Deutungen und Sagen ein stets bereites Feld. Ist doch die Erklärung der Milchstraße trotz einiger bestechender astronomischer Ansichten auch heute noch problematisch. Um wie viel mehr bemühten sich Religionen, Philosophen und Dichter früherer Zeiten, den Menschen zu sagen, was es mit diesem milchigen Bande am Firmament auf sich habe. Denn der Vergleich mit Milch ist uralt, und so erzählt uns der hellenische Mythos manche Legende von einer Muttergöttin und ihrem Lebenssaft.«[11]

Die Sage von der Entstehung des milchigen Streifens am Nachthimmel ist längst nicht die einzige Sage mit Bezug zu Kühen und Milch in der europäischen Mythologie. Schon das griechische Götterpaar aus dem patriarchalen Stiergott Zeus und der kuhäugigen Hera vereint in sich Hinweise auf die mythologische Stellung des Rinds. Dionysos, der Gott des Weines, der Freude, der Trauben, der Fruchtbarkeit, des Wahnsinns und der Ekstase, wird von den Nymphen von Nysa mit Milch und Honig aufgepäppelt, zu denen sein Vater Zeus ihn gebracht hat, um ihn vor Hera zu verbergen. Denn wie Herakles ist auch Dionysos zwar Sohn des Zeus, nicht aber das gemeinsame Kind von Zeus und Hera.

Die antiken Römer, die selten ein Problem damit hatten, Sagen und Mythen aus Griechenland, Ägypten und von anderswo in ihre religiösen und kulturellen Vorstellungen zu integrieren, bedienten sich am reichhaltigen Fundus überlieferter Milchmythen. Das Einverleiben fremder Götter in die römische Religion wurde den Römern dermaßen zur Gewohnheit, dass man einen eigenen Fachbegriff dafür ersann. Man bezeichnet die große Integrationsbereitschaft und Integrationsleistung als Interpretatio Romana. Die Sitte, die den verhältnismäßig flexiblen Umgang mit den unterschiedlichsten kultischen Vorstellungen im expansionistischen Rom ermöglichte, machte aus Zeus Jupiter, aus Hera Juno und aus Herakles Herkules. Noch mehr als in der Sagenwelt spielte Milch im Alltag der Bewohnerinnen und Bewohner des antiken römischen Reichs eine Rolle. Kuhmilch war allerdings eher ein Randprodukt, denn Rinder waren vor allem eines: Arbeitstiere. Eher noch als ihre Milch kam ihr Fleisch als Lebensmittel zum Einsatz. Die Produktion von Käse, nicht nur aus Kuhmilch, dürfte dennoch eine Rolle bei der Versorgung der römischen Legionen mit Proviant gespielt haben. Denn in ihrer zu Käse fermentierten Form war Milch haltbar und damit auch besser zum Transport über weite Strecken und längere Zeiträume geeignet.

Als der griechisch-römische Glaube an die Götter des Olymps vom Christentum verdrängt worden war, wurden andere Mythen weitergegeben. Auch in den heiligen Schriften des Judentums und Christentums kommt Milch vereinzelt vor. An einer der bekanntesten Stellen des Alten Testaments, im Zweiten Buch Mose, dem Buch Exodus, wird Milch zur Metapher für Erlösung erhoben. Und zwar an jener Stelle, an der Moses an einem brennenden Dornbusch vorbeikommt und von Gott den Auftrag erhält, das Volk der Israeliten durch die Wüste aus Ägypten herauszuführen. »Er sah, dass der Dornbusch brannte, aber der Dornbusch wurde vom Feuer nicht verzehrt. Moses dachte: ›Ich will hingehen und mir dieses seltsame Schauspiel näher ansehen, warum doch der Dornbusch nicht verbrennt.‹ Als der Herr sah, dass er herantrat, um nachzuschauen, rief ihm Gott aus dem Dornbusch heraus zu: ›Moses! Moses!‹ Er antwortete: ›Hier bin ich!‹ Nun gebot er: ›Tritt nicht näher heran! Zieh die Schuhe von den Füßen! Denn der Ort, an dem du stehst, ist heiliger Boden!‹ Und er fuhr fort: ›Ich bin der Gott deines Vaters, der Gott Abrahams, Isaaks und der Gott Jakobs.‹ Da verhüllte Moses sein Angesicht; denn er fürchtete sich, Gott anzuschauen. Der Herr aber sprach: ›Ich habe das Elend meines Volkes in Ägypten wohl gesehen und sein Wehklagen über seine Fronvögte vernommen. Ich weiß, wie sehr es leidet. Daher komme ich nun herab, um es aus der Gewalt der Ägypter zu erretten und aus diesem Lande in ein schönes, geräumiges Land zu führen, in ein Land, das von Milch und Honig überströmt. So geh nun! Ich sende dich zum Pharao. Führe mein Volk, die Israeliten, aus Ägypten!‹« So hat der Auszug des Moses und der Israeliten aus Ägypten mit dem Land, in dem Milch und Honig fließen, ein nahrhaftes Ziel. Auch im Neuen Testament taucht Milch hie und da auf.

Ein christliches Motiv, an dem die mythische Verehrung von Milch besonders deutlich wird, ist das Motiv der Maria lactans, der stillenden Maria, in der theologischen und kunsthistorischen Literatur auch unter den leicht sperrigen Begriffen Galaktotrophousa oder Mlekokapitelniza bekannt. Die stillende Gottesmutter steht religionsgeschichtlich in der Tradition der ägyptischen Göttin Isis, die oft den Knaben Horus stillend dargestellt wurde. Die zur Maria lactans gewandelte, uralte Bildtradition der Isis lactans weist auf das Thema der weiblichen Fruchtbarkeit und deren mythische bzw. religiöse Verehrung in der Mutterrolle hin. Die Beziehung zwischen Weiblichkeit und Milch ist nicht nur biologisch, sondern auch kulturell und sozial lange Zeit ausgesprochen eng. Die Milch gehörte jahrhundertelang – zumindest für Europäerinnen und Europäer – exklusiv ins Reich der

Frauen. Im Jahr 1497 sprach sich die katholische Kirche gar dagegen aus, dass Männer – nämlich die Schweizer Senner – Käse machten. Der Umgang mit Milch sei schließlich weibliches Handwerk. Die Beziehung zwischen Frauen, Kühen und Milch, die von vielen Menschen sehr lange Zeit als etwas Besonderes empfunden wurde, gründet im magischen Weltverständnis des tiefsten Mittelalters, in dem alles beseelt und über verworrene, mythische Pfade miteinander verbunden ist. Zahlreiche Märchen und Legenden aus ganz Europa zeugen von der speziellen Verbindung zwischen Weiblichkeit und Milch, die bis ins 19. und 20. Jahrhundert hinein in so manchem Volksglauben überdauerte, wie die Autorin Andrea Fink-Keßler ausführlich beschreibt: »Zwischen den Frauen, den Kühen und der Milch sahen die Menschen damals eine enge Beziehung. Merksprüche zeugen davon, wie ›Lässt die Frau die Milch auf dem Feuer überkochen, dann verbrennt sie das Euter der Kühe oder die Kuh bekommt ein böses Euter‹ oder ›Man darf nicht mit einem spitzen Gegenstand in der Milch rühren oder gar hineinstechen, da man so auch die Kuh ins Euter sticht und diese dann rote Milch gibt oder die Milch sauer wird‹. Diese sympathische Beziehung schließt die Frau mit ein. So soll man in Ostpreußen, wenn die Frau im Hause stirbt, ›das Ereignis den Kühen melden, sonst gehen sie im Ertrag zurück oder folgen der Frau bald nach‹.« Bei den hauswirtschaftlichen Tätigkeiten des Konservierens von Lebensmitteln, also beim Käsen, Buttern, Pökeln, Brauen und Backen, wurden den Frauen besondere Fähigkeiten und Kräfte zugesprochen. »Ihr Körper galt als eng verbunden mit der Erde und vor allem mit dem Mond, der nach damaliger Vorstellung mit seinen auf- und absteigenden Phasen alle Säfte der Pflanzen und das Blut der Frauen bewegte. Er herrschte über das Wetter und daher über die Feuchtigkeit der Erde und auf diese Weise auch über die Fruchtbarkeit der Erde, der Tiere und der Frauen. Diese Verbindung ermöglichte den Frauen wiederum, auf die Kräfte des Universums hin vermittelnd zu wirken. In der Hauswirtschaft trafen nun die miteinander verschränkten Kräfte der Frauen und des Mondes in besonderer Weise zusammen und wirkten auf die gleichen Dinge ein. So konnte ein Gewitter, aber auch eine Frau mit Monatsblutung den Käseprozess stören. Frauen wurden in vielen Regionen für diese Zeit vom Käsen ausgeschlossen.«[12] Der spirituelle Zusammenhang zwischen Frau, Kuh und Milch und die religiöse Verehrung der weiblichen Fruchtbarkeit sorgten dafür, dass das Melken der Kühe in vielen Regionen zu einer Art rituellen Handlung stilisiert wurde. Es gab Melksegen, Melksprüche und Melkgesänge. Melkeimer wurden mit Kreuzen verziert.

Im europäischen Mittelalter und später in der Renaissance zeigte sich die große Wertschätzung für Milch nicht nur an ihrer religiösen Verehrung, sondern auch ganz weltlich und ökonomisch daran, wie sie eingesetzt wurde. »Immer satt wurde nur der Adel«, erklärt der Regensburger Professor Gunther Hirschfelder. »Hier zeigt sich der Wert der Milch: Zwar aßen die Ritter Fleisch, aber die teuersten Desserts waren aus Milch, zum Beispiel candito latte.« Der von karamellisiertem Zucker gekrönte Milchpudding änderte nach einem Sprachtransfer über die Alpen auf der nördlichen Seite der Alpen seinen Namen. Marx Rumpolt, Mundkoch des Mainzer Kurfürsten, schrieb 1581 in das von ihm veröffentlichte erste Lehrbuch für Köche überhaupt: »Vnnt die Speiß nennet man in Italia ein Gandelat.«[13]

## Die Beschleunigung der Milchgeschichte

Dafür, dass es in diesem Kapitel über die Milchgeschichte so viel um Religion und die mythische Verehrung von Milch und so wenig um die technischen, sozialen und ökonomischen Aspekte des Umgangs mit Milch in der Geschichte geht, gibt es einen Grund. Das liegt ganz einfach daran, dass die Geschichte der Milchproduktion und -verarbeitung im Grunde schnell erzählt ist, weil jahrtausendelang wenig passiert, dann aber innerhalb einer sehr kurzen Zeit sehr viel. Die Orte, an denen Milch produziert wird, haben sich in den vergangenen Jahrzehnten wohl stärker verändert als in den Jahrtausenden zuvor. Wer Bilder von Milchbauern beim Melken aus den 1950er Jahren betrachtet, der findet erstaunlich viele Ähnlichkeiten mit aus dem antiken Ägypten überlieferten, über 4000 Jahre alten Darstellungen melkender Bauern. Ein Rind, ein Krug oder Eimer, ein Schemel, ein Bauer oder eine Bäuerin. So sah das Melken jahrtausendelang aus. Antibiotika, Melkroboter, automatische Tränken und all das, was heute in einem modernen Kuhstall zu finden ist – davon hatten Landwirte vor drei oder vier Generationen noch nicht die blasseste Vorstellung. In vielen Ländern sieht Milchviehhaltung im Prinzip bis heute so aus. In einigen Weltgegenden, in denen Kuhmilch zu den Grundnahrungsmitteln gehört, hat sich die Milchwirtschaft sehr lange Zeit in kleinen und langsamen Schritten weiterentwickelt, um erst vor Kurzem einen gigantischen Sprung zu machen. Die Entwicklung der Milchwirtschaft zur Industrie ist ein verblüffend junges Phänomen, nämlich eines des 20. Jahrhunderts.

Winston Churchill, der bekanntlich zu fast allem Zitierbares gesagt haben soll, wird der Satz »There is no finer investment for community than putting milk into babies« zugeschrieben.[14] Diese Auffassung teilten im Verlauf des 20. Jahrhunderts immer mehr Menschen. Auch weil es sich immer mehr Menschen leisten konnten, ihren Milchkonsum zu erhöhen. Ein Land, das die grüne Revolution – also die Einführung der modernen Hochleistungs-Landwirtschaft in den Jahrzehnten nach dem Zweiten Weltkrieg – ganz besonders vorangetrieben hat, sind die Niederlande, die heute eine der industrialisiertesten und leistungsstärksten Formen der Landwirtschaft in Europa betreiben. Was auf der Seite der bäuerlichen Produktion hinter der schrittweisen Ausweitung der Produktion steckte, hat der niederländische Schriftsteller Geert Mak 1996 anhand der Geschichte des friesischen Dorfes Jorwerd beschrieben. Die Geschichten und Anekdoten aus fünf Jahrzehnten, nämlich aus den Jahren 1945 bis 1995, reichen in »Wie Gott verschwand aus Jorwerd« aus, um jene Zeitspanne greifbar zu machen, in die ein markanter Wandel innerhalb des kleinen Dorfes südwestlich von Leeuwarden fiel. Nämlich jener von der traditionellen, bäuerlichen Landwirtschaft in Richtung einer industrialisierten Agrarproduktion. Anhand der Geschichte Jorwerds wird deutlich, wie sich Europas Landwirtschaft überraschend schnell, in wenigen und kurz aufeinanderfolgenden Schritten auf den Weg in die Agrarrevolution machte. So wie den friesischen Milchbauern erging es europaweit vielen kleinen, bäuerlichen Dorfgemeinschaften. Geert Mak sieht in den bäuerlichen Anekdoten aus Friesland nicht weniger als eine Untergangsgeschichte. Nämlich die Geschichte vom schnellen Untergang des klassischen europäischen Dorfes, wie es jahrhundertelang das ländliche Leben geprägt hatte. Man muss diese negative Deutung der Geschichte vom Verschwinden althergebrachter Produktionsweisen und des klassischen Sozialgefüges Dorf nicht unbedingt teilen. Die Geschichte der Agrarrevolution im 20. Jahrhundert lässt sich schließlich auch als eine Fortschrittsgeschichte erzählen. Wie auch immer man den Wandel interpretiert, die Geschwindigkeit, mit der er vonstattenging, überrascht und beeindruckt.

Im Jahr 1912 ging die erste Melkmaschine in Jorwerd in Betrieb. In den 1920er Jahren verarbeitete keiner der Bauernhöfe im Dorf seine Milch noch selbst zu Butter und Käse. Auf den meisten Höfen allerdings gab es Melkmaschinen erst nach dem Zweiten Weltkrieg, in den 1950er und 1960er Jahren. »Früher herrschte rings um den Stall Hochbetrieb, wenn gemolken wurde. Die Gemütlichkeit auf dem Hof ging innerhalb von ein paar Jahren verloren«, erzählt der Bauer Sake Castelein in Maks Untergangsgeschichte. Und der Bauer Bonne Hijlkema aus dem Nachbarort Funs erzählt von einer anderen technischen Errungenschaft: »Unser erster Traktor wurde 1960 angeschafft, und das machte den größten Unterschied, den man sich nur vorstellen kann. Als ich die erste Zeit mit dem Ding beim Mähen war und etwas haperte, trat ich nicht auf die Kupplung, sondern rief ›Hü!‹, so war ich noch an die Pferde gewöhnt.« Die Jahrzehnte der Technisierung in der Milchwirtschaft in Europa waren ab 1962 für eine Handvoll Staaten auch die ersten Jahre der Gemeinsamen Agrarpolitik in der Europäischen Gemeinschaft. Die Bauern in Belgien, Luxemburg, den Niederlanden, Italien und Westdeutschland wurden seitdem Subventionen gestützt und durch Zollschranken geschützt. Sie hatten nur eine Aufgabe: Möglichst viele Lebensmittel für die hungrigen und wachstumslustigen Nachkriegsgesellschaften zu produzieren. Mit Mähmaschinen, Melkmaschinen, Traktoren, neuartiger Stallarchitektur, Entwicklungen in der Tierzucht und der Veterinärmedizin wurde die Milchviehhaltung damals modernisiert. Für viele Bauern fühlte sich dieser Fortschritt als Arbeitserleichterung an. Und so erzählt es auch Bauer Hijlkema, der seinen Traktor als mechanisches Pferd wahrnimmt, bei Geert Mak. »Es wird immer erzählt, wie schön es früher mit all den Pferden war, aber ich versichere dir, es war überhaupt nicht so schön, schon gar nicht für die Pferde. Wenn das Gras sich nicht gut mähen ließ, dann rief man den Pferden den ganzen Tag zu ›Hü, und zurück!‹. Jetzt sitzt man warm und trocken auf seinem Trecker und hat das Radio an; es lebe der Fortschritt!« Für Bauern, die sich eine Melkmaschine anschafften, ganz egal ob in Friesland oder anderswo, bedeutete das meist, am Morgen länger schlafen zu können. Mit der Mechanisierung verschwanden allerdings auch die Landarbeiterinnen und Landarbeiter aus Europas Dörfern. Knechte und Heuerlinge, Mägde und Milchmädchen wurden immer seltener gebraucht. Allerdings war es nicht so, dass es für sie keine andere Arbeit gegeben hätte. Schließlich entstanden mit der zunehmenden Mechanisierung, die ja auch andere Branchen betraf, neue Jobs und Berufsbilder. Die harte Landarbeit wurde nicht nur immer weniger. Sie wurde auch immer unattraktiver.[15]

Damals, in den 1950er und 1960er Jahren, begann ein Strukturwandel in der Landwirtschaft, der auch heute noch nicht abgeschlossen ist, wenn er das überhaupt jemals sein sollte. Kleine Milchviehbetriebe wurden damals immer weniger profitabel. Je größer ein Betrieb, desto effizienter ließ er sich führen. Kleine Betriebe begannen, sich der Reihe nach aus der Landwirtschaft zu verabschieden. Ihre Viehbestände und Flächen wurden an wachsende, größere Betriebe abgegeben. In der traditionellen Milchviehgegend Friesland fanden allein zwischen 1955 und 1975 26 Flurbereinigungen statt, bei denen das Grünland begradigt und effizient unter den Betrieben aufgeteilt wurde. In diesem Prozess, der auch in anderen Gegenden Europas immer wieder stattfand, hatten Kleinbauern wenig zu melden. Die rasante Entwicklung nach dem Leitsatz »Wachsen oder weichen«, von der die Milchwirtschaft bereits jahrzehntelang geprägt ist, wird bei Geert Maks Blick auf Daten und Zahlen aus Jorwerd von einer abstrakten, ökonomischen Beschreibung zu einer anschaulichen und menschlichen Erzählung. »Wie sich die Normen veränderten, war daran abzulesen, was als großer und was als kleiner Betrieb galt. 1755 war etwa Teert Jans von Groos Wesens mit zwanzig Kühen, fünf Färsen und fünf Pferden der größte Bauer von Jorwerd. Knapp 200 Jahre später, um 1945, wäre das noch ein anständiger Betrieb gewesen. Keine dreißig Jahre später war man mit zwanzig Kühen ein Kleinbauer. Schließlich galt jeder Betrieb, der weniger als fünfzig Kühe hatte, als klein. Die Tendenz zur Vergrößerung hing eng mit der Veränderung der Arbeit zusammen. Teert Jans von Groos Wesens war 1755 mit jeder Kuh vermutlich über 300 Stunden pro Jahr beschäftigt; nicht anders als die meisten Bauern kurz nach dem Krieg. Ein Bauer, der alleine war, konnte nicht mehr als acht bis zehn Kühe verkraften. Durch den Einsatz der Melkmaschine, des Traktors und der Heupresse sparte der Bauer aber schon etwa siebzig Stunden pro Kuh und Jahr. Ende der fünfziger Jahre konnte ein Bauer ohne fremde Hilfe daher etwa vierzehn Kühe halten. In den sechziger Jahren wurden auch das Nachmelken und die Mistabfuhr mechanisiert. Die Zahl der Arbeitsstunden pro Kuh ging auf achtzig pro Jahr zurück; ein einziger Viehhalter konnte jetzt mit vierzig Kühen fertigwerden. Dann kamen die Kreiselmäher, die Milchtanks, die Liegeboxenställe mit Arbeitsgruben und die Computer. Vierzig Jahre nach dem Aufkommen der Melkmaschinen konnte ein einziger Bauer achtzig oder auch hundert Kühe melken, und das musste er wohl auch, denn sonst hätte er seine Investitionen nie wieder herausgeholt. In kaum einem anderen Bereich in den Niederlanden der Nachkriegszeit war die Verlagerung von Arbeitskraft zu finanzieller Potenz deutlicher erkennbar als in der Landwirtschaft.«

Der Prozess, den Geert Mak am Beispiel Jorwerds so eindrücklich beschreibt und anschaulich nacherzählt, steht exemplarisch für viele ländliche und ehemals kleinbäuerlich geprägte Regionen Europas. Und die Tendenz zu immer größeren Produktionseinheiten in der Milchwirtschaft ist längst nicht gebrochen. Aber sie ist eben auch nicht die einzige Tendenz. Inzwischen gibt es auch gegenläufige Trends. Allein schon, weil den europäischen Milchbetrieben auf anderen Kontinenten eine Konkurrenz erwachsen ist, die man bei den Produktionskosten kaum unterbieten kann. Die Wettbewerbsvorteile europäischer Milchwirtschaft werden immer deutlicher in der Qualität und Kreativität ihrer Produkte erkannt. Das wird die bisherige Entwicklung der Landwirtschaft nicht rückgängig machen. Doch für die verbliebenen Milchbetriebe eröffnet das die Perspektive, nicht nur quantitativ wachsen zu müssen, sondern auch qualitativ wachsen zu können.

Ein paar Jahrtausende nachdem ein paar Populationen von Menschen – nach der schweizerisch-amerikanischen Studie waren es nämlich mindestens fünf Gruppen von Menschen unabhängig voneinander – die Laktoseintoleranz überwunden haben, ist die Milchwirtschaft binnen weniger Jahrzehnte zu einer Branche unter stetigem Fortschritts- und Wachstumsdruck geworden. Ob dieser Druck sich abschwächt, wird sich erst zeigen.

# 02 Milchmarkt

## Ein Rohstoff aus Fett und Eiweiß

Sich einen Überblick über den Milchmarkt zu verschaffen, ist überraschend kompliziert. So überschaubar das Milchangebot im Supermarkt auch scheinen mag: Ökonomisch betrachtet ist Milch ein vielfältiges und spannendes Produkt. Denn auf der weißen Emulsion basieren einerseits zwei Rohstoffe für die Lebensmittelindustrie, die mehr oder weniger standardisiert als globale Handelswaren auf den Weltmarkt gelangen. Richtige Massengüter, deren Preisentwicklung für manche Branchen von so essenzieller Bedeutung ist wie für andere Branchen der Preis von Erdöl oder Baumwolle. Diese milchigen Rohstoffe sind Magermilchpulver und Butter. Milcheiweiß und Milchfett, wenn man so will. Die Einsatzgebiete dieser beiden Rohstoffe sind überraschend groß und reichen über die Lebensmittelindustrie hinaus. Andererseits ist Milch die Grundlage für eine endlose Reihe von Produkten, die eher auf regionalen Märkten ihren Absatz finden und für die Weltmarktpreise keine besonders große Rolle spielen. Das sind Frischwaren und zu Spezialitäten verarbeitete Milchprodukte. Zwar werden auch manche dieser verarbeiteten Milchprodukte international gehandelt, zum Beispiel international gängige Käsesorten wie Cheddar, Gouda oder Emmentaler. Ein großer Teil der weltweit erzeugten Milchprodukte allerdings wird kaum überregional vermarktet und tritt eher selten Exportwege rund um den Erdball an. Der Milchmarkt ist also zum Teil Weltmarkt, teilweise aber auch regional organisiert. Das macht es schwierig, von einem weltweiten Milchmarkt zu sprechen. Die internationale Entwicklung der Produktion von Milch in den Blick zu nehmen, ist trotzdem aufschlussreich. Die Milchwirtschaft befindet sich in einem rasanten Wandel. Eine Entwicklung ist dabei recht deutlich. Und die heißt Wachstum.

Die Organization for Economic Co-Operation and Development (OECD) und die Food and Agriculture Organization (FAO) der Vereinten Nationen veröffentlichen einmal jährlich einen gemeinsamen »Agricultural Outlook«. Darin tragen die beiden Organisationen eine Reihe von Zahlen zur erwarteten Entwicklung der Landwirtschaft in ihren Mitgliedstaaten zusammen. Vor über einem Jahrzehnt, nämlich im »Outlook« von 2008, hieß es, man könne davon ausgehen, dass die landwirtschaftliche Produktion in den sogenannten Entwicklungsländern so drastische Zuwächse erreichen werde, dass sie im Jahr 2017 wohl die Produktion von Agrarrohstoffen in vielen Bereichen dominieren würde. Die Milchproduktion, so lautete damals die Prognose, würde vor allem in Nicht-OECD-Staaten zunehmen, insbesondere und besonders deutlich in Indien. Auch in China wurden 2008, dem Jahr der Olympischen Spiele von Beijing, substanzielle Produktionszuwächse in der Milchwirtschaft erwartet. Während den größten asiatischen Schwellenländern enormes Wachstum der Milchwirtschaft prognostiziert wurde, erwartete man von den OECD-Staaten eher moderates Wachstum, und das vor allem in Ozeanien und den USA, weniger in Europa. Als eine Begründung für die verhaltene Wachstumsprognose für die europäischen OECD-Staaten wurden staatliche Produktionsbeschränkungen genannt – schließlich galt damals eine EU-weite Milchquoten-Regelung. In den damals 25 Staaten der Europäischen Union waren im Vorjahr, also im Jahr 2007, 143 Millionen Tonnen Milch produziert worden. In Indien waren es 117 Millionen Tonnen und in den USA 79 Millionen Tonnen.[16] Ein Jahrzehnt später, 2017, hatte die Produktion weltweit beachtlich zugenommen. Für Indien vermeldete die FAO eine Produktionsmenge von 165 Millionen Tonnen Milch. Eine Steigerung um mehr als 40 Prozent binnen eines Jahrzehnts also. Die inzwischen auf 28 Mitgliedstaaten angewachsene Europäische Union kam 2017 ebenfalls auf 165 Millionen Tonnen, und die USA meldeten 97 Millionen Tonnen an die FAO. Zwischen 2007 und 2017 war die Milchproduktion in China von 32 auf 41 Millionen Tonnen gewachsen und in Brasilien von 26 auf 35 Millionen. Die neuseeländischen Farmer weiteten ihre Milchproduktion von

17 auf 21 Millionen Tonnen aus, und in Russland wuchs die Milchmenge binnen zehn Jahren von 28 auf 30 Millionen Tonnen. Weltweit ist die produzierte Milchmenge innerhalb eines Jahrzehnts von 697 Millionen Tonnen im Jahr 2007 auf 810 Millionen Tonnen Milch im Jahre 2017 gewachsen.[17] Das ergibt eine Steigerung um mehr als 16 Prozent. OECD und FAO lagen mit ihren Prognosen von 2008 nicht daneben. Die größten Zuwächse hatte es außerhalb der in der OECD organisierten Industrienationen gegeben und am deutlichsten fielen die Steigerungen in der Milchproduktion in Indien aus. Die im Frühjahr 2018 veröffentlichte Projektion für die kommenden Jahre zeigt, dass sich am allgemeinen Trend nach Ansicht der Expertinnen und Experten von OECD und FAO auch gar nicht allzu viel ändern dürfte. Für die Periode bis 2027 wird ein weiterer beachtlicher Anstieg der weltweiten Milchproduktion auf 993 Millionen Tonnen prognostiziert.[18] Indien werden für das kommende Jahrzehnt Wachstumsraten jenseits der 30 Prozent beim Milchkonsum pro Kopf vorausgesagt. Den afrikanischen Ländern südlich der Sahara und China prognostizieren OECD und FAO bis 2027 eine Zunahme des Pro-Kopf-Verbrauchs von Milch um mehr als 20 Prozent. Weltweit dürften die Menschen im Jahr 2027 rund 25 Prozent mehr Milch konsumieren als im Jahr 2018, wenn sich die aktuellen Trends in der Entwicklung der Milchwirtschaft fortschreiben. Bei all diesen Zahlen geht es übrigens ausschließlich um Kuhmilch. Rund 85 Prozent der Milch, die weltweit produziert werden, stammen aus dem Euter eines Rinds. Schafs- und Ziegenmilch – auch wenn sie in unseren Supermarktregalen inzwischen häufig vertreten sind – machen weltweit nur drei Prozent der Milchmenge aus. Büffelmilch dagegen kommt auf einen Anteil von immerhin elf Prozent.

In den vergangenen drei Jahrzehnten ist die weltweite Milchproduktion um fünfzig Prozent gewachsen. Und das bedeutet, dass ein Landwirt, der zu Beginn der 1980er Jahre einen Milchviehbetrieb übernommen hat, heute in einer völlig anderen Marktsituation arbeitet als die Milchbauern-Generation seiner Eltern. Das gilt freilich nur dann, wenn er überhaupt noch als Landwirt arbeitet. Denn nicht jeder Milchbetrieb hat es geschafft, sich an die geänderten Markterfordernisse anzupassen. Wie in anderen Branchen auch, bringt das Wachstum der Milchwirtschaft nicht nur

Gewinner, sondern auch Verlierer hervor. Der Strukturwandel, der das Marktwachstum begleitet, geht dabei nicht überall im selben Tempo vonstatten, und nicht überall sind die Produktionsmengen in den vergangenen Jahren und Jahrzehnten gleichermaßen rasant gestiegen. Über die Hälfte der Milch, die weltweit gemolken wird, stammt heute aus nur zehn Ländern. Die führenden Milchproduzenten sind Indien, Europa und die USA.[19] Schaut man nicht nur auf die absoluten Zahlen bei der Produktionsmenge, stellt man fest, dass auch andere Staaten Global Player im Milchgeschäft sind. Neuseelands Milchwirtschaft zum Beispiel ist trotz der Lage in einem abgeschiedenen Winkel des Pazifiks und der Distanz zu den größten Absatzmärkten ein wichtiger Milchlieferant. Die Globalisierung ist auch an der Milchwirtschaft nicht spurlos vorübergegangen, und so bekommen es heute auch europäische Milchbäuerinnen und Milchbauern zu spüren, wenn ihre neuseeländischen Kolleginnen und Kollegen auf der Südhalbkugel eine Zeit lang besonders gute oder schlechte Milcherträge erwirtschaften. Der Milchmarkt mit seinen verschiedenen Teilmärkten ist ein kompliziertes System aus Einflüssen und Abhängigkeiten, aus globalen Interdependenzen und Zusammenhängen.

In diesem System spielen Europas Milchbetriebe eine der Hauptrollen, denn die Europäische Union ist weiterhin der globale Marktführer bei der Produktion und im Export vieler verarbeiteter Milchprodukte, vor allem von Käse. Kein Wunder, denn wertmäßig entfallen rund 15 Prozent der gesamten landwirtschaftlichen Erzeugung in der Europäischen Union auf die Milchwirtschaft. Auf die Spitzenposition der weltgrößten Milchproduzenten schafft es die Europäische Union allerdings nicht mehr, denn Indiens Landwirte produzieren inzwischen mehr Milch. Die wichtigsten Milcherzeuger in der EU sind Deutschland, Frankreich, die Niederlande, Italien und Polen. Gemeinsam sorgen diese Staaten für über 70 Prozent der Milch aus EU-Erzeugung.[20] Großbritannien lag lange Zeit hinter Deutschland und Frankreich auf dem dritten Platz, als es noch ein Teil der EU sein wollte. Die gesteigerte Milchmenge in Europa lässt sich nicht darauf zurückführen, dass immer mehr Rinder auf Europas Grünland weiden oder in seinen Ställen stehen. Obwohl die in Europa produzierte Milchmenge in den vergangenen zehn Jahren um etwa 15 Prozent gewachsen ist, wird der europäische Milchviehbestand seit Jahren kleiner. Wer sich europäische Milchkühe einmal genauer ansieht, erkennt den Grund für diese Paradoxie. Die einzelnen Kühe sind inzwischen nämlich wahre Kolosse des Agrargeschäfts und liefern immer mehr Milch. Heute erzeugt eine durchschnittliche Milchkuh der Rasse Holstein 7746 Kilogramm Milch pro Jahr. Vor einem knappen halben Jahrhundert, 1970, lag die durchschnittliche Jahresmilchleistung noch bei 3280 Kilogramm, also bei weniger als der Hälfte.[21] Im Jahr 2017 standen in den Milchviehställen der Europäischen Union (EU 28) rund 23 Millionen Kühe. Allein in Deutschland, dem Land mit den meisten Milchkühen, waren es 4,2 Millionen. In österreichischen Ställen standen 543000 Milchkühe.[22] Die Größe der Herden, die Milchleistung, die Fütterung der Tiere, die Art der Haltung – all diese Faktoren variieren weltweit so stark, dass der reine Blick auf die Zahlen zwar ein scharfes, aber dennoch nicht sonderlich vielsagendes Bild von der globalen Milchwirtschaft ergibt. Und selbst in Europa gibt es ganz unterschiedliche Wege, Milch zu produzieren, und die Strukturen der Milchwirtschaft in verschiedenen europäischen Regionen haben nicht viel mehr gemein, als dass sie auf Kühen und melkenden Landwirtinnen und Landwirten basieren. Doch die Strukturen gleichen sich zunehmend an. »Mit der EU-weiten Entwicklung des Milchsektors verringern sich die Unterschiede bei den Erträgen und den anderen technischen Faktoren«, heißt es dazu von der EU-Kommission.[23] »Die weniger fortschrittlichen Erzeuger von Milchprodukten holen rasch auf und bauen den Entwicklungsrückstand gegenüber denjenigen ab, die als Erste umstrukturiert und modernisiert haben.« Dieses Aufholen kann nur jene weniger fortschrittlichen Erzeuger betreffen, die es überhaupt schaffen, auf dem Agrarmarkt zu bestehen. Denn eine Entwicklung der Milchwirtschaft in Europa ist seit Jahren auch die, dass immer mehr Betriebe aufgeben. Sie stellen entweder die Milchviehhaltung ein oder geben ganz auf. Die Gründe dafür sind unterschiedlich. Manche Landwirte finden schlicht keine Nachfolger. Andere können oder wollen sich nötige Investitionen nicht leisten. Wieder andere satteln auf Ackerbau oder auf andere Formen der Landwirtschaft um. Während die Milchwirtschaft in Europa immer weiter wächst, sorgt der Strukturwandel dafür, dass viele kleine Betriebe durch wenige große Betriebe ersetzt werden. Man kennt diese Tendenz aus vielen anderen Branchen. Streng auf Rationalisierung und Effizienz getrimmte Großbetriebe ersetzen eine Vielzahl kleiner Betriebe. Das senkt Produktionskosten und auch die Preise für die Endverbraucherinnen und -verbraucher. Verloren gehen dabei einige Jobs und gewachsene, kleinteilige Wirtschaftsstrukturen. So boomt die Milch zwar. Doch profitieren kann davon nicht jeder, der Milchvieh hält.

Der Strukturwandel in der Milchproduktion, den die Europäische Kommission als Fortschritt und Modernisierung beschreibt, lässt sich nur verstehen, wenn er global betrachtet wird. Dass es den einen, globalen Milchmarkt nicht wirklich gibt, sondern vielmehr unterschiedliche, regionale Märkte für ganz unterschiedliche Milchprodukte, macht diese globale Perspektive allerdings reichlich unübersichtlich. Die segmentierten Märkte für verschiedene Milchprodukte entwickeln sich phasenweise und in verschiedenen Regionen überraschend unterschiedlich. Noch dazu bestehen ganz verschiedene Vermarktungssysteme für Milch parallel nebeneinander. Der weitaus größte Teil der Milchbetriebe in Europa vertreibt seine Milch über Molkereien, die Milch verarbeiten und sie in Form unterschiedlichster Produkte auf den Markt bringen. Daneben gibt es Direktvermarkter, die ihre Milch direkt an die Verbraucher verkaufen, und es gibt Betriebe, die ihre Milch selbst verarbeiten – zu Käse, Joghurt und anderen Milchprodukten. Landwirtschaftliche Genossenschaften als Molkereibetreiber spielen nach wie vor eine große Rolle für die Milchwirtschaft in Europa. Immer wichtiger werden Großunternehmen, richtige Milchkonzerne, die in einigen Mitgliedstaaten der EU bereits die Milchwirtschaft dominieren und ihre Kernaufgabe längst nicht mehr nur darin sehen, frische Milch vom Stall in den Einzelhandel zu bringen, sondern deren Ziel es ist, immer neue Milchprodukte zu entwickeln und damit neue Märkte zu erschließen. Die Rede ist dabei von der Weltmarktintegration der europäischen Landwirtschaft. Diese Agrar-Globalisierung klingt für viele verlockend und für andere wie ein neoliberaler Albtraum. Kein Wunder. Denn die Weltmarktintegration der europäischen Milcherzeugung hat die Milchbäuerinnen und Milchbauern genauso getroffen, wie Weltmarktintegration traditionsreiche Branchen eben trifft: intensiv und disruptiv. Mit Gewinnern und Verlierern. Seither wird in der Landwirtschaft und in der Agrarpolitik um die Deutungshoheit über den Wandel in der Branche gerungen. Gibt es mehr Gewinner oder mehr Verlierer? Und wer sind überhaupt die Gewinner und Verlierer? Wen lockt der Weltmarkt, und wem raubt er den ruhigen Schlaf?

Um diese Fragen zu beantworten, ist es hilfreich, sich noch einmal den »Agricultural Outlook« von OECD und FAO aus dem Jahr 2008 in Erinnerung zu rufen. Darin hieß es schließlich, die Nachfrage nach Milch würde weltweit wachsen, und das vor allem in Schwellenländern. Das war auch damals im Jahr 2008 nichts Neues. In den Prognosen der Jahre 2007, 2006, 2005 usw. hatte bereits ganz Ähnliches gestanden. Für viele derjenigen, die sich in Agrarministerien, bei der EU-Kommission, in den Verbänden der Milchwirtschaft und anderswo mit den langen Excel-Tabellen auseinandersetzten, in denen Produktionsmengen, die verschiedensten Kennzahlen zur Nachfrage nach Milch, zur Preisentwicklung usw. aus aller Welt zusammengetragen wurden, deuteten alle Zeichen auf Wachstum. Für manche lag da eine Folgerung recht nah: Wenn alle Welt immer mehr Milch konsumieren will, wieso sollte Europas Landwirtschaft sich nicht daran beteiligen, diesen Wunsch zu erfüllen? Die wachsende Milchnachfrage auf fernen Exportmärkten zu bedienen, war für Europas Molkereien allerdings nicht ohne Weiteres möglich. Die Landwirtinnen und Landwirte konnten sich nicht einfach mehr Rinder anschaffen und größere Ställe bauen. Denn schon seit 1984 galt in Europa eine Quotenregelung für Milch. Die Quoten begrenzten die Milchproduktion in den einzelnen Mitgliedstaaten der Europäischen Union. Oder mit anderen Worten: Die Milchproduktion wurde bewusst eingeschränkt und die Produktionskapazitäten wurden künstlich verknappt. Durch diese *production cap* wurde das Milchangebot begrenzt, mit dem Ziel, die Preise für Milch auf einem möglichst hohen Niveau zu halten. In Zeiten niedriger Weltmarktpreise sollte das die Bäuerinnen und Bauern vor ebendiesen niedrigen Milchpreisen schützen, und die Quote sollte auch verhindern, dass Großbetriebe so viel Milch auf den Markt bringen konnten, dass die Preise fielen und kleine bäuerliche Betriebe die Wettbewerbsfähigkeit verloren. In einer globalen

Weltwirtschaft, die nach Milch dürstete, erschien das vielen Agrarfunktionären und Politikern nicht mehr zeitgemäß. Sie forderten, den europäischen Milchmarkt zu liberalisieren und ihn nach Jahrzehnten dem freien Spiel der Marktkräfte zu überlassen. Andere warnten vor den Folgen des freien Wettbewerbs in der Milchwirtschaft. Durchsetzen konnten sich schließlich die exportorientierten Verfechter der Liberalisierung, auch wenn es ein Weilchen dauerte.

## Die Entfesselung des Milchmarkts

Am 31. März 2015 war mit der Milchquote Schluss. Den Milchbäuerinnen und Milchbauern wurde nun nicht mehr vorgeschrieben, wie viel Milch sie produzieren durften. Und seitdem das so ist und Europas Milchbetriebe theoretisch unbegrenzte Milchmengen für den Weltmarkt produzieren können, bekommen das viele Milchbäuerinnen und Milchbauern drastisch zu spüren. Denn wer sich auf einen Weltmarkt begibt, ob freiwillig oder unfreiwillig, muss auch lernen, mit dessen Schwankungen zu kämpfen. Der völlige *game changer*, zu dem das Ende der Milchquote in der Rückschau oft stilisiert wird, war das Fallen der Milchquote im April 2015 genau genommen nicht, denn auch davor wurden europäische Milchprodukte in alle Welt exportiert, und die Quote wurde auch nicht immer ganz streng eingehalten. Nichtsdestotrotz war das Auslaufen der Quote definitiv ein Einschnitt, der eine neue Marktsituation schuf. Gleich danach begann für die Milchwirtschaft beim Milchpreis eine Berg-und-Tal-Fahrt, die viele Betriebe nicht überstanden. Der durchschnittliche Erzeugerpreis für Milch lag im Frühjahr 2015 ohnehin schon auf einem niedrigen Niveau von rund 40 Cent für ein Kilogramm Milch mit 4% Fett- und 3,4% Eiweißgehalt. In den Monaten danach fiel er zeitweise auf Erzeugerpreise unter 30 Cent. So hatten sich die Milchbauern die versprochene, erfolgreiche Zukunft als Produzenten mit Weltmarktanbindung nicht vorgestellt. Die Milchpreiskrise von 2015 und 2016 zwang viele Betriebe dazu, die Milchviehhaltung aufzugeben. Viele Leute in der europäischen Landwirtschaft haben inzwischen gelernt: Die Milchwirtschaft ist eine weltumspannende Branche wie viele andere Branchen auch – mit allen Preisschwankungen und Überraschungen, die dazugehören.

Im niedersächsischen Braunschweig beobachtet das Bundesforschungsinstitut für Ländliche Räume, Wald und Fischerei, das den Namen des Agrarreformers Johann Heinrich von Thünen trägt, die Entwicklung des Milchmarkts weltweit. Der Leiter des Thünen-Instituts ist Martin Banse. Dass Milchpreise stark schwanken können, ist für den Agrarökonomen eine Selbstverständlichkeit: »Aufs und Abs auf Milchmärkten hat es eigentlich immer gegeben. Nur nehmen wir sie in der Europäischen Union heute stärker wahr als früher.« Die Abschaffung der Milchquote als gravierendster Eingriff in die europäische Marktordnung für Milch hat dazu geführt, dass die Milchbetriebe diesen Schwankungen seit 2015 deutlich unmittelbarer ausgesetzt sind als zuvor. Natürlich war ab 2015 nicht nur Europas Milchwirtschaft von der Abschaffung der Quote betroffen, sondern auch andere Player auf dem weltweiten Milchmarkt. Denn mit dem Weltmarkt-Milchpreis ist es wie mit anderen Preisen auch: Er wird von zwei Seiten beeinflusst, der Angebots- und der Nachfrageseite. Auf der Angebotsseite kann es schon einmal ein einzelnes Milch exportierendes Land sein, dessen Produktionsschwankungen sich auf dem globalen Markt für Milchprodukte bemerkbar machen, erklärt Professor Banse: »Man kann feststellen, dass ein Land wie Neuseeland, das eine große Wirkung auf die internationalen Milchmärkte hat, sehr stark vom Erfolg oder Misserfolg der Futterernten abhängig ist. In Neuseeland wird nämlich sehr viel Milch aus dem Grundfutter, also aus dem Futter, das direkt von der Weide oder aus Silowirtschaft aufgebracht werden kann, ermolken. Das bedeutet: Wenn Neuseeland eine gute Futterernte hat, dann gibt es dort auch gute Milcherträge und ein gutes Standing am internationalen Markt. Wenn die Futterernte weniger gut war, dann wirkt das natürlich ebenfalls direkt auf der Angebotsseite und prägt internationale Märkte, denn kein anderer Landwirtschaftsstandort ist so exportorientiert wie Neuseeland.« Das hat zur Folge, dass es europäische Landwirtinnen und Landwirte durchaus finanziell treffen kann, wenn die Futterernte am anderen Ende der Welt besonders üppig ausfällt. Andersherum gilt, dass auch die neuseeländische Landwirtschaft es anhand der im Export erzielten Milchpreise zu spüren bekam, dass Europas Milchbäuerinnen und Milchbauern sich nach dem Ende der Milchquote für die Weltmarktintegration rüsteten. Denn für die Öffnung des Exportmarkts wappneten sich jene Milchbetriebe, die es sich leisten konnten, im Jahr 2015, indem sie Produktionskapazitäten erhöhten. »Da ist es zum ersten Mal passiert, dass innerhalb der Europäischen Union die Milchkuhbestände gestiegen sind«, erklärt Martin Banse die damalige Reaktion der Milchwirtschaft. »Normalerweise galt – fast wie eine goldene Regel –, dass die Milchkuhbestände in der Europäischen Union Jahr für Jahr um 0,5 bis 0,9 Prozent sanken. Nach dem Ende der Milchquote haben die Milchviehbetriebe ihre Viehbestände dann jedoch aufgestockt. Natürlich gab es auch davor immer einzelne Betriebe, die aufgestockt haben. Gleichzeitig hat es aber auch immer Landwirte gegeben, die aus der Produktion ausstiegen. Das hat die Kuhbestände ausgeglichen. Nach dem Quotenende stieg dann allerdings erstmals seit Langem tatsächlich die Gesamtzahl der Milchkühe in Europa.« Dieser Trend sei dann jedoch korrigiert worden. »Der Hype ist durch die Milchpreiskrise deutlich abgebremst worden, und die steigenden Kuhzahlen haben sich wieder auf einem etwas niedrigeren Niveau stabilisiert. Der Anstieg in der Milcherzeugung in Europa insgesamt, der gleichzeitig zu beobachten ist, geht auf steigende Erträge pro Kuh zurück, also die gesteigerte Milchleistung.«

Produktionssteigerung in Europa und wetterbedingte Schwankungen in Neuseeland sind Angebotseffekte und damit wichtige Faktoren für die Bildung des globalen Milchpreises. Eine ebenso große Rolle spielen die Faktoren auf der anderen Seite der Preisbildung, nämlich auf der Nachfrageseite. Schließlich war es erst die gesteigerte weltweite Nachfrage nach Milch, die Europas Milchwirtschaft ins Exportgeschäft lockte. Der Blick der Exporteure europäischer Milchprodukte ist dabei seit Jahren nach Osten gerichtet. Vor allem nach China. »China war und ist – bedingt durch viele Krisen und Skandale der heimischen Produzenten, zum Beispiel um Melanin-Beimischung in Babynahrung – einer der Haupt-Absatzmärkte für Milchprodukte aus der Europäischen Union. Die Nachfrage aus

China dient damit als eine unheimliche Stütze für die Milchpreise in Europa«, fasst Martin Banse die Bedeutung des chinesischen Markts zusammen.

Wenn in den vergangenen Jahren die Milchpreise in Europa stiegen, dann war das meist durch anhaltende Zuwächse auf der Nachfrageseite bedingt. Fragen asiatische Konsumentinnen und Konsumenten mehr Milch nach, treibt das die Einnahmen europäischer Molkereien und Milchviehhalter in die Höhe. Dazu, dass es ausgerechnet die Nachfrage in Schwellenländern ist, über die sich die Milchwirtschaft freut, trägt auch die sogenannte Einkommenselastizität der Nachfrage bei. Mit diesem Begriff wird die Veränderung der individuellen Konsumstruktur bei gesteigertem Einkommen beschrieben. Der Zusammenhang ist einfach zu erklären: Wenn das Einkommen eines Haushalts um zehn Prozent steigt, dann steigt dadurch nicht jede der Ausgaben des Haushalts für verschiedene Produktgruppen ebenfalls gleichmäßig um zehn Prozent, sondern es steigen die Ausgaben für bestimmte Produkte, und für andere Produkte bleiben die Ausgaben gleich. Wer einmal in den Genuss einer Einkommenssteigerung gekommen ist, kennt das: Wenn das Einkommen steigt, kauft man deshalb nicht unbedingt mehr Grundnahrungsmittel. Wahrscheinlicher ist, dass man deshalb häufiger in den Urlaub fährt, ausgiebig shoppen geht oder sich irgendeinen anderen Luxus gönnt. Die Landwirtschaft kann in entwickelten Märkten deshalb nur wenig von solchen Einkommenszuwächsen profitieren. Agrarprodukte zählen zu den sogenannten Sättigungsprodukten, bei denen die Nachfrage meist nicht proportional zum Einkommen der Nachfragenden wächst. Wer satt ist, ist satt – vergleichsweise unabhängig vom Kontostand, könnte man sagen. Allerdings nehmen Milchprodukte unter den Agrarprodukten eine Sonderrolle ein, wie Martin Banse erklärt: »Unter den Agrarprodukten sind die Milchprodukte diejenigen, die am stärksten von Einkommenszuwächsen profitieren. Und das vor allem in Schwellenländern. Die Einkommenszuwächse in Ländern wie China, Indien, Brasilien oder Argentinien spielen eine enorme Rolle, denn die positive Entwicklung der Pro-Kopf-Einkommen in diesen Ländern schlägt sich auch positiv auf die Nachfrage nach Lebensmitteln nieder und eben ganz besonders positiv auf die Nachfrage nach Milchprodukten.« In vielen Schwellenländern sind Milchprodukte der Luxus, den sich Menschen leisten wollen, wenn sie es können. Die Frage, welche Milchprodukte genau es sind, die für die weltweit gesteigerte Nachfrage sorgen, lässt sich allerdings nur für einzelne Länder und Regionen beantworten, denn die Milchgeschmäcke sind sehr unterschiedlich. In Indien zum Beispiel, wo die Milchnachfrage, ähnlich wie in China, besonders in der wachsenden Mittelschicht stark zunimmt, sind es vor allem joghurtähnliche Frischprodukte, die für Wachstum in der Milchwirtschaft sorgen. In anderen Ländern sind es Hart- und Weichkäse-Spezialitäten, die immer stärker nachgefragt werden. Mit dem wachsenden Wohlstand in Schwellenländern verschiebt sich die Nachfrage allerdings nicht nur in Richtung von Milchprodukten. Generell verschiebt sie sich von rein pflanzlichen Grundnahrungsmitteln wie Getreide, Obst oder Gemüse zu tierischen Produkten. So wie die Milchwirtschaft profitieren von diesem ökologisch zweifelhaften Trend auch die Produzentinnen und Produzenten von Fleisch, Fisch oder Eiern.

Dass in vielen asiatischen Gesellschaften der Wohlstand inzwischen so verteilt ist, dass viele Menschen sich den Genuss von teuren Milchprodukten leisten können und wollen, hatte als zentrales Argument für Liberalisierung, Kapazitätssteigerungen und Strukturwandel in Europas Milchwirtschaft eine besondere Bedeutung – auch als politisches Argument für den Abbau von Produktions- oder Handelsschranken. Allerdings – und das wird bei aller Euphorie über neu erschlossene und wachsende asiatische Absatzmärkte gern vergessen – stellt sich die Frage, wie lange Europas Milchbauern der gewachsene Milchhunger der Asiatinnen und Asiaten wirklich nützt. »Insgesamt steigt die Nachfrage nach Milchprodukten zwar sehr stark. Nun muss man sich allerdings die Herkunft der Produkte ansehen«, gibt Agrarökonom Banse zu bedenken. »Es stellt sich für die europäische Landwirtschaft, genau wie für die neuseeländische und andere, die sich exportorientiert aufgestellt haben, die Frage, in welchem Maße sie von gesteigerter Nachfrage profitieren kann, also ob sie ein Stück vom Kuchen abbekommt. Hier muss man die Erwartungen dämpfen, denn man muss feststellen, dass die Länder, in denen die Nachfrage nach Milchprodukten steigt, in erster Linie selbst mehr Milch produzieren als in früheren Zeiten. Diese Staaten haben bei Milch in aller Regel noch ein deutlich geringeres Pro-Kopf-Konsumniveau als hoch industrialisierte europäische Länder, decken die steigende Nachfrage jedoch zum Großteil selbst.« Das spiegeln die prognostizierten Zahlen zum weltweiten Pro-Kopf-Milchverbrauch von OECD und FAO wider. Während die industrialisierten OECD-Staaten ein geringes Wachstum beim Milchkonsum pro Kopf erwarten, schließen die Konsumentinnen und Konsumenten in Schwellenländern in großen Schritten auf. Für Europas Milchwirtschaft bedeutet das: Sie darf zwar weiter mit Exportmengen kalkulieren, gerade bei verarbeiteten Milchprodukten. Nur folgt daraus nicht automatisch, dass die europäischen Milchexporteure dadurch auch Weltmarktanteile gewinnen werden. Denn Europa wird aller Voraussicht nach nur unterproportional von der gesteigerten Nachfrage auf weltweiten Märkten profitieren. Mit anderen Worten: Der Anteil Europas am wachsenden Milchgeschäft wird kleiner und die Weltmarktanteile anderer Staaten werden dafür umso größer. Die Staaten, von denen die Nachfrage nach immer mehr Milch in den Schwellenländern zunehmend bedient wird, sind die Schwellenländer selbst.

Aus der prognostizierten Entwicklung von Milchangebot und -nachfrage weltweit ergibt sich für Europas Milchwirtschaft eine ganz konkrete strategische Frage: Wie müssen sich Europas Molkereien, die Exporteure von Milchprodukten und letztlich die Bäuerinnen und Bauern in den Milchbetrieben zukünftig positionieren, um auf heimischen und weltweiten Märkten zu bestehen? Fest steht: In Europa wird Milch nicht gerade zu Niedrigpreisen produziert, wenn man die monetären Kosten in den Blick nimmt, und an manchen Orten des Kontinents werden die Produktionskosten in Zukunft wohl eher noch steigen. Die Produktionsmengen lassen sich an vielen Orten kaum noch steigern, denn manche Limits sind längst erreicht. Das hat vor allem mit Umweltbelastungen zu tun, die sich aus der intensiven Milchviehhaltung ergeben, zum Beispiel mit Gülle und Nitrateinträgen ins Grundwasser. Traditionelle Milcherzeuger-Staaten wie die Niederlande stoßen bereits an die Obergrenze ihrer Produktionskapazitäten. Daran ändert auch der Wegfall der Milchquote nichts. »Die hohen Produktionskosten in Europa machen Markteroberung und Marktführerschaft in Qualitätssegmenten erforderlich«, ist Professor Martin Banse deshalb überzeugt. »Den Handel mit *bulky commodities*, also mit großen Mengen an Magermilchpulver oder Butter, wird es zwar immer geben - aber für europäische Molkereien, die sich auf Exportmärkten engagieren wollen, lautet die Zukunftsfrage eher, wie man diese Märkte mit Spezialkulturen im Bereich verarbeiteter Milchprodukte erschließt, mit Käse, Frischkäse und so weiter. Im Exportgeschäft sind Spezialitäten gefragt. Aber das ist ein sensibler Punkt. Denn Butter ist Butter und Milchpulver ist Milchpulver. Aber Weichkäse oder andere Frischmilch-Produkte zu vermarkten, das ist schon eine Kunst.«

## Masse oder Klasse?

Die Kunst, Spezialitäten hochpreisig zu vermarkten, ist ein Metier, das auch europäische Landwirtinnen und Landwirte, Molkereien, Sennereien und andere Unternehmen aus der Lebensmittelbranche zum Teil wunderbar beherrschen. Doch im Großen und Ganzen setzt die europäische Agrar- und Lebensmittelindustrie vor allem auf Masse. Denn mehr Milch bedeutete lange Zeit mehr Wachstum. Und mehr Wachstum ist es, worum es in den meisten Unternehmen und Branchen geht. Kann man der Milchwirtschaft vorwerfen, dass sie wächst? In der schlichten Realität freut sich fast jeder, wenn er mit angemessen überschaubarem Aufwand sein Einkommen vergrößern kann. Das gilt auch für die Milchwirtschaft. Nur: Dass die Milchwirtschaft wächst, heißt noch lange nicht, dass jeder Milchviehhalter und jede Molkereiangestellte davon auch profitiert. Im Gegenteil. Viele Milchbäuerinnen und Milchbauern mussten bereits aufgeben oder stehen kurz davor, weil sich Milchviehhaltung bei niedrigen Erzeugerpreisen pro Liter nur dann lohnt, wenn man viele Liter Milch liefern kann. Das erfordert viele Rinder, große Ställe und damit große Investitionen, die sich nicht jeder Betrieb leisten kann oder will. Dass das Mantra vom »Wachsen oder weichen« trotz seiner Bedeutung für die Milchbranche in den letzten

Jahren vermehrt infrage gestellt wird, hinterlässt in der Branche Spuren. Allerdings keineswegs nur negative Spuren.

Denn der Milchmarkt boomt nicht nur für jene Großbetriebe, die konsequent den Weg der Produktionssteigerung gehen, sondern auch für jene Betriebe, die dem Rat Professor Banses vom Thünen-Institut längst folgen und auf Klasse statt Masse setzen – wobei das streng genommen kein Widerspruch sein muss. Ein Teil der Milchbäuerinnen und Milchbauern produziert schließlich nicht getreu dem Motto, dass vor allem mehr Milch zu mehr Einnahmen führen kann, sondern orientiert sich an anderen Zielsetzungen. Zum Beispiel daran, einen höheren Preis für Milch zu erzielen, indem besondere Standards in der Produktion eingehalten werden, wofür Verbraucherinnen und Verbraucher auch mehr zu zahlen bereit sind. Es ist nämlich nicht nur die weltweite Nachfrage nach Milch, die wächst, sondern auch die Nachfrage nach Produkten, die hohe und besondere Produktionsstandards erfüllen. Solche hohen Standards in der Milchviehhaltung sind nur sehr bedingt mit dem Ziel immer höherer Milchleistung bei den einzelnen Kühen und immer größerer Quantitäten in der Produktion insgesamt vereinbar. Ein Indikator dafür, dass eine Milchproduktion, die sich an Klasse statt Masse orientiert, an Bedeutung gewinnt, ist die wachsende Nachfrage nach Milch aus Weidehaltung und biologisch erzeugten Milchprodukten. Milchbetriebe, die diese Nachfrage bedienen, profitieren von vergleichsweise hohen Preisen, die sie bei Molkereien für ihre Milch erzielen. So hat sich die Entwicklung der Erzeugerpreise für Biomilch von jener für konventionelle Milch in den vergangenen Jahren mehr oder weniger entkoppelt.

Ein weiterer Agrarökonom, der den Milchmarkt recht genau im Blick hat, ist Rüdiger Brügmann vom deutschen Bio-Erzeuger-Verband Bioland. »Der Markt für Biomilch ist ein ganz eigenständiger Milchmarkt. Und die Molkereien haben ein Auge darauf, dass Angebot und Nachfrage in der Balance bleiben«, erklärt er die Unabhängigkeit des Biomilch-Preises von den massiven Marktschwankungen, denen die konventionellen Milcherzeuger teilweise ausgesetzt sind.[24] Lässt sich tatsächlich sagen, dass die Preise für Biomilch stabiler sind als der Preis, den Landwirtinnen und Landwirte für konventionelle Milch erzielen? Für den deutschen Milchmarkt gilt das auf jeden Fall, meint Brügmann: »Da muss man sich ja nur die Entwicklung der letzten Jahre anschauen. Da lag der Biomilch-Preis stabil bei zirka 48 Cent pro Kilo netto ab Hof bei 4,0 % Fett und 3,4 % Eiweiß, während der Milchpreis für konventionelle Milch zeitweise massiv nach unten gegangen ist, 2015 auf unter 30 und 2016 unter 27 Cent.« Um für stabile Preise zu sorgen und Angebot und Nachfrage in Balance zu halten, greifen die Bio-Molkereien auf eine eigentlich simple Methode zurück. Die Bio-Molkereien haben Wartelisten für Bio-Milchviehhalter. Abnahmegarantien für Biomilch sprechen sie den Landwirtinnen und Landwirten erst dann aus, wenn die Marktsituation es zulässt. So werden temporäre Überangebote an Biomilch, die sich zulasten der Preisstabilität auswirken, nach Möglichkeit verhindert. Seit dem massiven Milchpreis-Einbruch von 2015/2016 haben in Deutschland viele Milchbetriebe auf die Bioproduktion umgestellt. Ohne die Abnahmezusage einer Bio-Molkerei macht die Umstellung wenig Sinn, meint Brügmann: »Eine Umstellung ohne Marktoption wäre einfach viel zu gefährlich für die Betriebe. Aber auch für den Markt insgesamt, weil dann der Preis zusammenbrechen würde.« Die Stabilität der Biomilch-Preise in Deutschland ist im europäischen Vergleich nicht gerade eine Ausnahme. Doch Unterschiede von EU-Land zu EU-Land gibt es beim konventionellen wie beim Biomilch-Preis, erklärt Rüdiger Brügmann: »Die Preise für Biomilch in Europa liegen natürlich nicht himmelweit auseinander. Aber im deutsch-österreichischen Vergleich zum Beispiel gab es in den letzten Jahren immer drei bis fünf Cent Unterschied. In Österreich wurde meist weniger für Biomilch gezahlt, obwohl für konventionelle Milch in Österreich mehr gezahlt wird als in Deutschland.«

Auch wenn vergleichsweise stabile Preise für Biomilch europaweit viele Milchbauern dazu veranlassen, auf ökologische Landwirtschaft umzustellen, bleibt die Bio-Milchwirtschaft bisher ein Nischenprogramm. Allerdings eines, das einen stetigen und stabilen Wachstumskurs eingeschlagen hat. Zwischen 2007 und 2016 hat sich die produzierte Menge an Biomilch in der Europäischen Union von 2,5 auf 4,1 Millionen Tonnen erhöht.[25] Sie machte damit einen Anteil von rund 2,5 Prozent an der gesamten in der EU produzierten Milchmenge aus. Damit übertraf das Wachstum im Biomilch-

Sektor das Wachstum der gesamten Milchproduktion im gleichen Zeitraum. Die Biomilch-Produktion in Europa wächst schneller als die Milchproduktion insgesamt. Wertmäßig liegt der Bio-Marktanteil bei Milchprodukten in vielen Ländern deutlich über dem Mengenanteil. Das liegt ja auch nahe, schließlich sind Bio-Produkte rein monetär betrachtet deutlich teurer als konventionelle Produkte. So kommt Bio-Vollmilch in Österreich inzwischen auf einen Marktanteil von über 18 Prozent und in Deutschland auf über 12 Prozent. In ihrem Ausblick auf die Entwicklung der weltweiten Agrarmärkte für die Jahre 2018 bis 2027 messen FAO und OECD der rasant wachsenden Nachfrage nach ökologisch produzierten Produkten dennoch keine große Bedeutung bei. Dort heißt es, dass sich wandelnde Konsumpräferenzen die Märkte durchaus beeinflussen könnten, dass sich solche Entwicklungen aber nur schwer voraussagen lassen. Außerdem seien Trends wie eine Präferenz für Bio-Lebensmittel oder regionale Produkte kaum in Zahlen zu greifen und von geringer Bedeutung für globale Märkte.[26]

Auch alternative Vermarktungswege für konventionelle Milch eröffnen Milchbäuerinnen und Milchbauern eine Möglichkeit, nicht durch immer größere Milchlieferungen an die Molkerei, sondern durch höhere Einnahmen für den Liter Milch zu einem höheren Milchpreis bzw. Einkommen zu gelangen. Doch so groß der lokale Impact solcher Alternativen zu den klassischen Wegen der Milchvermarktung auch ist: Um den globalen Trends am internationalen Milchmarkt etwas entgegenzusetzen, ist ihr Einfluss zu gering.

# 03 Milchpolitik

## Über Milch lässt sich fantastisch streiten

Dass die Muttermilch von Kühen in vielen Ländern ein alltägliches Nahrungsmittel ist, erscheint bei näherer Betrachtung nicht gerade als eine Selbstverständlichkeit. Und Zustände, die keine Selbstverständlichkeit sind, lassen sich eher selten mühelos aufrechterhalten. Dass die Milchproduktion seit Jahrhunderten funktioniert und wächst, macht es seit sehr langer Zeit erforderlich, Menschen von den Vorzügen einer milchbasierten Ernährung zu überzeugen und ihnen den Wert der Milch vor Augen zu führen. Dabei helfen die mythische Verehrung der Milch und Bildung. Schließlich müssen immer wieder neue Generationen von Bäuerinnen und Bauern in den Methoden der Milchviehhaltung geschult werden. Die Techniken der Konservierung und Verarbeitung müssen ebenfalls weitergegeben werden, und seit einiger Zeit spielt auch die Werbung eine riesige Rolle dabei, Milch als attraktives, nützliches und begehrenswertes Produkt in Szene zu setzen. Das alles ist aufwendig und funktioniert natürlich dann am allerbesten, wenn jene, die mit dem Produzieren und Vermarkten von Milch ihr Auskommen finden, auch politisch dafür sorgen, dass Marktordnungen und andere Bestimmungen ihren Interessen möglichst gerecht werden. Die Agrarpolitik ist der Bereich, in dem die Lobbyistinnen und Lobbyisten der Milchwirtschaft ihre Anliegen und Interessen vorbringen und geltend machen, um ihre wichtige Position in der Landwirtschaft zu halten und auszubauen. Das Ziel der Milchlobby ist es dabei, den Milchmarkt möglichst so zu regulieren oder ihn von lästigen Regeln zu befreien, dass aus der Produktion von Milch ein möglichst großer Nutzen gezogen werden kann. Allerdings spricht die Milchwirtschaft nicht mit einer einzigen Stimme. Und auch darüber, wie das Produzieren von Milch am besten funktioniert und wie der größte Nutzen, der daraus zu ziehen ist, überhaupt aussieht, ist sich die Milchwirtschaft uneins. In der Milchpolitik geht es um das Gestalten der Rahmenbedingungen des Milchmarkts. Und darüber lässt sich fantastisch streiten.

Unter einem Markt wird gemeinhin jenes bekannte System verstanden, in dem Waren angeboten und abgenommen werden. Dabei bestimmen das vorhandene Angebot und die Nachfrage nach diesem Angebot den Preis der Waren. So die Basics der Markttheorie. Das freie Spiel der Marktkräfte soll für eine möglichst effiziente Verteilung von Waren sorgen und dafür, dass Angebot und Nachfrage einander zustreben. Kein Überfluss, kein Mangel. Einen solchen Idealmarkt, oder gar einen vollkommenen Markt, gibt es freilich kaum. Das freie Spiel der Marktkräfte wird - und das gilt für die allermeisten Märkte - auf unterschiedliche Art und Weise reguliert, mal stärker, mal weniger stark. Diese Regulierung des Milchmarkts ist das große Thema der Milchpolitik. Dafür gibt es sehr gute Gründe. Die seit Adam Smith auch als »unsichtbare Hand« bekannten Marktmechanismen regeln nämlich theoretisch so ziemlich alles, was man regeln kann, nur lassen sie dabei Interessen von Menschen - ganz allgemein - und bestimmten Menschen - im Speziellen - ziemlich häufig außer Acht. Die Wirkung von Marktmechanismen liegt nämlich nur in seltenen Fällen im Interesse aller Beteiligten. Neben den Interessen von am Markt irgendwie beteiligten Menschen gibt es auch andere Interessen, die durch die Wirkung von Marktmechanismen herausgefordert und bedroht werden können. Das sind vor allem die Interessen der Umwelt. Solche Interessen, die vor der Wirkung von Marktmechanismen geschützt werden sollen, sind der Grund für regulatorische Eingriffe, die seit jeher Kerngeschäft von Politik und Staat sind. Je nach politischem Zeitgeist ist dabei die Bereitschaft, Märkte zu regulieren, größer oder kleiner. Auf dem Milchmarkt stehen seit einiger Zeit alle Zeichen auf Entfesselung der Marktkräfte und weniger Regulation. So hat der Milchmarkt in Europa in den letzten Jahren große Veränderungen durchlaufen, und ein Großteil der zuvor etablierten Regulationen wurde zurückgeschraubt. Der Entfaltung der

»unsichtbaren Hand« der Marktkräfte steht auf Europas Milchmarkt heute deutlich weniger im Weg als noch vor einem Jahrzehnt. Was manche als neue Bauernbefreiung feiern, bedeutet für andere eher das genaue Gegenteil, nämlich die Unterwerfung unter eine neue Regulation und neue Zwänge, eben jene des Marktes. Marktmechanismen können sich bekanntlich dramatisch auswirken. Positiv wie negativ. Und so gibt es auf dem Milchmarkt Akteure, die sich freuen, sich mit ihrem Produkt, dem Rohstoff Milch, auf den Weltmarkt zu begeben, und solche, die sich nach weniger Markt und mehr Regulation zurücksehnen.

Der Milchmarkt ist ein Markt, der bei Liberalen in Europa jahrzehntelang als Beispiel für einen überregulierten Markt herhalten musste. Nicht selten wurde die Frage gestellt, ob der Milchmarkt überhaupt einer sei. Von »Planwirtschaft« war die Rede, wenn das europäische System der Milchmarktregulation beschrieben wurde, das bis vor gar nicht langer Zeit dafür sorgte, dass die Produktion von Milch eng mit dem Begriff »Milchquote« verbunden war.[27] Die politische Regulation des Markts für Milch hat im vereinten Europa eine gar nicht allzu lange Geschichte, dafür eine umso längere Vorgeschichte in den einzelnen europäischen Staaten.

Es war das Jahr 1962, in dem etwas davor nie Dagewesenes in Kraft trat, das für die sichere Lebensmittelversorgung der wachsenden europäischen Bevölkerung sorgen sollte: die Gemeinsame Agrarpolitik der Europäischen Union, die damals noch Europäische Gemeinschaft hieß und nur aus den drei Benelux-Staaten, der Bundesrepublik Deutschland, Frankreich und Italien bestand. Diese GAP – im Französischen PAC für Politique agricole commune und im Englischen CAP für Common Agricultural Policy – sollte fünf Jahre nach dem Abschluss der Verträge von Rom über den gemeinsamen Markt der Europäischen Wirtschaftsgemeinschaft im Jahr 1957 die Vereinheitlichung der landwirtschaftlichen Marktregulation bewirken. Beschlossen wurden die Grundzüge der GAP Anfang Juli 1958 im Kurort Stresa am Lago Maggiore. Die drei Grundprinzipien der Gemeinsamen Agrarpolitik gelten bis heute. Erstens: freier Warenaustausch in allen Mitgliedstaaten und einheitliche Regelungen für diesen Binnenmarkt, zweitens: Vorrang für Produkte aus Europa gegenüber Importprodukten, und drittens: eine gemeinschaftliche Finanzierung aller Ausgaben im Rahmen der GAP. Seit ihrem Inkrafttreten 1962 wurde die Gemeinsame Agrarpolitik immer wieder reformiert und überarbeitet. Heute gilt sie in 27 Staaten Europas und sorgt für die Integration der europäischen Landwirtschaft in einem gemeinsamen Agrarmarkt. Die sichere Lebensmittelversorgung für die Menschen in Europa ist noch immer das erklärte Ziel der GAP. Doch es sind einige andere Ziele dazugekommen und ihre Schwerpunkte haben sich verlagert.

In den Anfangsjahren des gemeinsamen Markts für landwirtschaftliche Produkte verfolgten die Agrarpolitiker der EG das Ziel, die Preise für landwirtschaftliche Erzeugnisse vor dem Verfall zu schützen. Und so wurde auch der Milchpreis gestützt. Um die Milchwirtschaft vor den Auswirkungen brutaler und weniger brutaler Marktmechanismen abzuschirmen, wurden drei Verfahren etabliert. Erstens legte die EG für Milch wie für andere Produkte der Landwirtschaft einen Mindestpreis fest, den sogenannten Interventionspreis. Wenn der Preis unter diese Marke fiel, kauften die EG-Staaten den Landwirten ihre Produkte einfach selbst ab. Durch diese staatlichen Käufe wurde die Nachfrage künstlich erhöht, was für wieder steigende Marktpreise sorgte. Mit anderen Worten: Wenn die europäischen Landwirte zu viel produzierten, konnten sie sich darauf verlassen, dass der Staat ihre Erzeugnisse aufkaufte, um sie vor dem Preisverfall als Folge der Überproduktion zu schützen. Durch die vom Staat verpflichtend abgenommenen, überschüssigen Agrarprodukte entstanden die berühmt-berüchtigten Butterberge und Milchseen. Je nach Lage auf dem Weltmarkt wurden diese Nahrungsmittelüberschüsse verkauft oder vernichtet. Zweitens legte die Europäische Gemeinschaft eine weitere Art von Mindestpreisen fest, die sogenannten Schwellenpreise. Diese Schwellenpreise für Agrarerzeugnisse sollten die europäische Landwirtschaft vor billigen Importen aus dem Ausland schützen. Beim Import preisgünstiger Agrarprodukte erhoben die EG-Staaten die Differenz zwischen dem Warenpreis und dem festgelegten Schwellenpreis als Einfuhrabgabe. Gab es also irgendwo auf dem Weltmarkt etwas so günstig, dass die europäischen Landwirte dadurch ein Problem bekamen, konnte der Preisvorteil der ausländischen Produzenten durch Schwellenpreise ausgeglichen werden.

Drittens sollten solche Schwellenpreise auch eine weitere Funktion erfüllen. Sollten europäische Agrarprodukte wie Milch exportiert werden, sicherten Schwellenpreise den Landwirten zu, ihre Erzeugnisse zu Preisen anbieten zu können, die auf dem Weltmarkt konkurrenzfähig waren. Produzierten die europäischen Landwirte zu teuer für den Weltmarkt, wurde durch staatliche Zahlungen dafür gesorgt, dass die Produkte trotzdem zum Weltmarktpreis angeboten werden konnten, indem die Differenz zwischen Schwellenpreis und Weltmarktpreis von den EG-Staaten übernommen wurde.

Die Agrarpolitik der Europäischen Gemeinschaft sorgte also durch staatlich erzeugte Nachfrage in Zeiten von Überangebot durch Einfuhrabgaben - also Schutzzölle - und Exportsubventionen dafür, dass die Landwirtschaft möglichst wenig von Marktmechanismen betroffen war, gleichzeitig aber am Weltmarktgeschehen teilnehmen konnte. Es entstand für die Landwirtschaft eine durchaus komfortable Situation.

Diese Politik blieb nicht ohne Folgen. Zuallererst sorgte der Schutz der Landwirtschaft für eine vorher nie dagewesene Ernährungssicherheit in Europa. Heute nehmen wir prall gefüllte Supermarktregale als mehr oder weniger selbstverständlich wahr. In den Jahrzehnten nach dem Krieg war ein ausreichendes, dauerhaftes und ausgewogenes Angebot an Lebensmitteln für die meisten Europäerinnen und Europäer allerdings überhaupt keine Selbstverständlichkeit. Preis- und Abnahmegarantien sorgten dafür, dass die Landwirtschaft in Europa ein Interesse daran hatte, mehr zu produzieren als jemals zuvor. Natürlich hatte diese staatlich befeuerte Förderung der Landwirtschaft auch ihre Schattenseiten. Die komplizierten und ständig anpassungsbedürftigen Schutzmechanismen erforderten großen bürokratischen Aufwand, der wiederum immense Kosten verursachte. Den Landwirtinnen und Landwirten blieb am Monatsende oft trotzdem wenig Geld. Denn der Schutz der Landwirtschaft wirkte sich nur indirekt auf die Einkommen europäischer Bäuerinnen und Bauern aus - und das sorgte für Unverständnis und Frustration.

Die europäischen Verbraucherinnen und Verbraucher begannen sich gleichzeitig zu fragen, ob es nicht vielleicht sein konnte, dass die Preise für Lebensmittel in Europa durch die Anforderungen einer immensen Bürokratie deutlich höher lagen, als es eigentlich sein musste. Sorgte eine Landwirtschaft, die durch Subventionen gestützt wurde, nicht automatisch für Lebensmittel, deren Preis deutlich über dem Weltmarktniveau lag? Nicht jedem Verbraucher leuchtete ein, dass er mit jedem Liter Milch, jedem Stück Butter, jedem Joghurt, aber auch jedem Stück Obst oder Gemüse für den Erhalt der europäischen Landwirtschaft zahlen sollte, während viele andere Branchen der Reihe nach in andere Weltregionen abwanderten, ohne dass sie durch komplizierte, europaweite Marktregulierung geschützt wurden. Die Landwirtschaft blieb Europa erhalten und erhöhte sogar ihre Effizienz durch einen rasanten Strukturwandel. Man denke nur an das von Geert Mak beschriebene Jorwerd. Die Zahl der Betriebe nahm ab. Die Betriebe, die blieben, wuchsen. Der Effizienzdruck produzierte einige Verlierer und wenige Gewinner. Dieser Druck war kein Zufall. Preisgarantien sorgten dafür, dass es genügend Anreiz gab, immer mehr zu produzieren. Die Segnungen der Grünen Revolution taten ihr Übriges. Und so wuchsen die Produktionsmengen der Landwirtschaft Jahr für Jahr. Was die Regulation der GAP dabei kaum berücksichtigte: Die stetige Zunahme der Effizienz in der Landwirtschaft hatte auch Folgen für die Umwelt, und zwar nachweislich negative.

Die Markteingriffe, bei denen zum Stützen der Preise gigantische Mengen von Agrarprodukten aufgekauft wurden, schufen noch ein weiteres Problem. Die Butterberge und Milchseen, die dabei entstanden, mussten schließlich auch irgendwie wieder verschwinden. Wurde die Überschussware zu Billigstpreisen auf dem Weltmarkt verramscht, konnte das die Preise für Landwirte im Ausland ruinieren, die nicht durch ein so komplexes System geschützt waren wie ihre Kollegen in der EG. So sorgten Dumpingpreise für Lebensmittel aus europäischer Überschussproduktion immer wieder für lokale Marktverwerfungen, unter denen Bauern aus ärmeren Ländern zu leiden hatten. Und auch ganz allgemein erschwerten die europäischen Exportsubventionen es, mit Lebensmitteln aus Europa zu konkurrieren. Ein noch offensichtlicheres ethisches Problem bestand in der koordinierten Vernichtung europäischer Lebensmittel zur Pflege der Preisstabilität. Wurde Überschussware vernichtet, torpedierte das den Anspruch, für sichere Nahrungsmittel zu sorgen, während gleichzeitig in vielen Weltregionen gehungert wurde. Gerade wer sich selbst noch lebhaft an Zeiten des Hungers in Teilen Europas erinnern konnte, hatte kein Verständnis für das Stützen von Erzeugerpreisen durch das Vernichten von Nahrung.

So mussten sich die EG-Agrarminister ein Marktinstrument einfallen lassen, das Überproduktion verhinderte und für stabile Preise auf hohem Niveau sorgte. Oder einfacher: Gesucht wurde ein Weg, die Milchmenge zu verknappen. Anfang der achtziger Jahre hatte man ihn dann gefunden: die Milchquote. Damit sollte Jahr für Jahr für jedes EG-Land eine bestimmte Milchmenge definiert werden. Wer mehr produzierte, sollte eine Abgabe zahlen, die sogenannte Superabgabe. Damit sollte es unrentabel werden, mehr Milch zu produzieren, als es die Milchquote erlaubte. 1984 trat die Quotenregelung in der Europäischen Gemeinschaft in Kraft. Nach zwei Jahrzehnten garantierter Mindestpreise, die die Milchproduktion angeheizt hatten, sollte nun die Produktion gedrosselt werden. In jenen europäischen Ländern, die nicht bzw. noch nicht Teil der Europäischen Gemeinschaft und später der Europäischen Union waren und in denen die Gemeinsame Agrarpolitik dementsprechend keine Geltung hatte, entwickelten sich unterschiedliche Steuerungsmechanismen der Agrarpolitik, die Ähnlichkeiten zur Politik der EG bzw. EU aufweisen. Zum Beispiel auch in Österreich. »Die Erfahrungen der Nachkriegszeit führten in Österreich dazu, dass sich ein agrarpolitisches Schutz- und Fördersystem entwickelte, welches der GAP sehr ähnelte. Um Bauern bei den anstehenden Umwandlungsprozessen hin zu einer effizienten, rationellen, kapitalintensiven und marktorientierten Produktion zu unterstützen, wurde gegen Ende der 1950er Jahre das System der traditionellen Agrarpolitik aufgebaut.«[28]

Über drei Jahrzehnte lang regulierte die Quote die Menge der in Europa produzierten Milch. Am 31. März 2015 war es damit vorbei. Seither dürfen die Milchbauern in der EU so viel Milch produzieren, wie sie wollen – oder können. Drei Jahrzehnte lang hatte der europäische Milchmarkt sich im Rahmen vorgeschriebener Produktionsgrenzen entwickelt, bevor sich die Agrarpolitik entschloss, wieder einen anderen Weg einzuschlagen. Die Milchquote wurde als nicht mehr zeitgemäßer Markteingriff wahrgenommen. Dass die Quotenregelung tatsächlich nicht besonders gut funktioniert hat, und schon gar nicht so, wie es ursprünglich geplant war, bestreitet europaweit fast niemand. Die Quote hat den Strukturwandel, den die Milchwirtschaft in vielen Teilen Europas durchmacht, nicht wirklich gebremst. Und die mit der Quote verbundenen Sanktionsmechanismen, also das Zahlen von Abgaben bei Überproduktion, haben nicht dazu geführt, dass Landwirte die Quoten nicht übererfüllt haben. Die österreichischen Milchbauern zum Beispiel haben in den zwanzig Jahren zwischen dem EU-Beitritt ihres Landes 1995 und dem Auslaufen der Milchquote ganze 450 Millionen Euro Überproduktionsabgabe nach Brüssel überwiesen.

Fast jedes Jahr wurde die europaweite Milchquote übertroffen. Während einige Länder, zum Beispiel auch Deutschland, fast jedes Jahr mehr Milch produzierten, als ihnen eigentlich erlaubt war, schöpften andere Länder, zum Beispiel Frankreich, ihre Quotenmenge kaum aus. Es entstand so im Lauf der Jahre ein Markt für per Quote verbriefte Rechte, bestimmte Milchmengen zu produzieren. Die Milchquote wurde zum Eigentum von Milchviehhaltern. Und damit ließ sich handeln. In Deutschland wurde dafür im Jahr 2000 eigens eine Milchbörse geschaffen. Wer mehr melken durfte als er wollte, konnte seine Quote auf den Markt werfen und sie an jemanden verkaufen, der nicht so viel melken durfte, wie er gern wollte. Manche Milchbauern wurden so zu »Sofamelkern«, die weniger vom Milchproduzieren lebten als vom Recht, Milch zu produzieren. Damit waren Agrarpolitikerinnen und Agrarpolitiker in ganz Europa irgendwann reichlich unzufrieden. Und so läuteten sie das Ende der Milchquoten-Regelung ein. Nicht selten auch im eigenen Interesse. Denn wer Agrarpolitik betreibt, ist häufig selbst Bäuerin oder Bauer.

## Die Suche nach dem richtigen Regulierungsmaß

Seit dem Liberalisierungsschritt, den ihre Verfechter im Auslaufen der Milchquote im Jahr 2015 sahen und bis heute sehen, hat sich einiges geändert. Denn europäische Milchbauern produzieren nun stärker als zuvor für den Weltmarkt und nehmen ohne eine Mengenbegrenzung an ihm teil. Besser am weltweiten Milchgeschäft teilnehmen zu können, das haben viele Agrarverbände seit Langem gefordert. Schließlich haben sich viele Milchbauern einiges davon erwartet. Ihnen wurde ja auch allerhand versprochen. »20-20-60« war zum Beispiel eine Erfolgsformel, die österreichischen Milchbauern von der LKÖ, der Landwirtschaftskammer, die als Vertreterin der Bäuerinnen und Bauern dienen soll, immer wieder vorgerechnet wurde: 20 Prozent mehr Milch. 20 Prozent höhere Milchpreise. 60 Prozent Exportanteil. Das alles würde das Ende der Milchquoten und die Zukunft nach 2015 bringen.[29] Der Weg aus eher regionalen Agrarstrukturen auf den Weltmarkt ist dabei natürlich für viele Milchbetriebe mit Investitionen verbunden. Denn wer auf dem Weltmarkt für Milch mithalten möchte, der muss effizient produzieren. Effizienz ergibt sich in der Landwirtschaft aus der Produktionsmenge, die ein Betrieb liefern kann, und den dafür eingesetzten Betriebsmitteln. Das heißt: Um besonders effizient Milch zu produzieren, braucht man einen großen Stall mit möglichst vielen Rindern, die eine möglichst hohe Milchleistung erbringen. Das alles kostet Geld. Die Investitionen in die Modernisierung von Milchbetrieben sollen sich im Idealfall natürlich schnell amortisieren. Und das kann auch auf dem Weltmarkt länger dauern, als manchem lieb ist. Die Verlockungen des globalen Agrarmarkts sind auch mit Unwägbarkeiten und überraschenden Nachteilen verbunden. Denn auch in den bevölkerungsreichen Staaten Ostasiens ist die Nachfrage nach Milch, auch wenn sie seit Jahren wächst, nicht ganz so konstant und verlässlich wie prognostiziert. Nachfrage- und Preisschwankungen auf dem Weltmarkt sind groß, so eine Lehre aus der Weltmarktintegration. Das führt bisweilen zu Enttäuschungen bei vielen Milchbetrieben und darüber hinaus zu großen finanziellen Problemen.

Es stellte sich sehr schnell heraus, dass das Ende der Milchquote nicht das Ende politischer Interventionen auf dem europäischen Milchmarkt bedeuten sollte. Schon im September 2015, kein halbes Jahr nach dem Ende der Quote, nahm die Europäische Union eine halbe Milliarde Euro in die Hand, um der Milchwirtschaft eine erste Liquiditätshilfe zukommen zu lassen. Diese Finanzspritze war nicht an bestimmte Auflagen gebunden. Aus Teilen der Landwirtschaft und der Agrarpolitik gab es damals die Forderung, die Hilfen auch an Produktionsreduktionen zu knüpfen. Die Milchquote war gerade Geschichte, da war schon wieder die Rede von einer neuen *production cap*, einer neuen Milch-Obergrenze. Im Juli 2016 beschloss die EU schließlich ein zweites Hilfspaket für die Milchbetriebe. Diesmal waren Mengenreduktionen die Bedingung. Für jeden nicht produzierten Liter Milch zahlte die EU den Landwirtinnen und Landwirten 14 Cent. In Summe 150 Millionen Euro. Eine Million Tonnen Milch sollte so vom Markt genommen werden.[30]

»Nüchtern betrachtet, hat die Politik ähnliche Schritte vollzogen, wie wir sie in den Vorschlägen des European Milk Board, des Bundesverbands Deutscher Milchviehhalter und auch der Arbeitsgemeinschaft bäuerliche Landwirtschaft finden«, beschreibt Ottmar Ilchmann diese Politik im »Kritischen Agrarbericht«, der jährlich erscheint und auf der Grünen Woche in Berlin präsentiert wird. Der Vorsitzende der Arbeitsgemeinschaft bäuerliche Landwirtschaft im – nach Bayern – zweitgrößten deutschen Milch-Bundesland Niedersachsen ist selbst konventioneller Milchbauer und hat die Liberalisierung des Milchmarkts kritisch betrachtet. Was den Verfall des Milchpreises der Jahre 2015/2016 letztlich gestoppt hat, diese Frage ist in den Augen des Verbandsvorsitzenden dennoch keine simple Frage: »Schwieriger ist die Beurteilung, was den Preisverfall gestoppt hat: War es der rücksichtslos liberalisierte Markt selbst, der zum Ausstieg so vieler Betriebe aus der Milcherzeugung geführt hat? Funktioniert der Markt also, wie z.B. der Milchindustrieverband sagt? Oder war es doch das zaghafte Gegensteuern der Politik?« Die Konfliktlinie in der Diskussion um das richtige Maß an politischen bzw. staatlichen Eingriffen in die Mechanismen des Milchmarkts ist eine uralte Bekannte. Es geht um die alte Frage, wie viel Staat ein Markt braucht, und auf den einander gegenüberliegenden Seiten der Konfliktlinie lauten die Antworten »weniger« bzw. »mehr«.

Anfang Juni 2016, kurz bevor die EU den Milch produzierenden Betrieben mit ihrer zweiten Finanzspritze zig Millionen Euro zukommen ließ, meldete sich eine Gruppe von deutschen Professorinnen und Professoren zu Wort. Die Agrarökonominnen und -ökonomen aus Göttingen, Berlin und Rostock stellten Lösungswege vor, um den Preisverfall bei Milch zu beenden. Genannt wurden drei Optionen: die Bildung eines Milchkartells, die staatliche Begrenzung der Produktionsmenge und das freie Spiel der Marktkräfte. »In einer globalisierten Wirtschaft kann ein Milchkartell keine Lösung sein«, urteilten Bernhard Brümmer, Stephan von Cramon-Taubadel, Oliver Mußhoff, Martin Quaim, Achim Spiller, Ludwig Theuvsen, Martin Odening und Silke Hüttel in ihrer gemeinsamen Empfehlung. Die Einführung einer staatlichen Begrenzung der Produktionsmenge lehnten die Wissenschaftlerinnen und Wissenschaftler ebenfalls ab: »Produktionsquoten verhindern, dass Preise als wichtige Signale für sich ändernde Knappheit und damit für die zukünftigen Entscheidungen von Anbietern und Nachfragern funktionieren können. Ganz unabhängig davon, dass es unsinnig ist, Lebensmittel künstlich zu verknappen, stellt sich die Frage nach dem Niveau der Quote und des daraus resultierenden Milchpreises.«[31]

Ein wichtiger Punkt. Bei einer Rückkehr zu vorgegebenen Höchstmengen, also zur Quotenregelung, würde sich zwangsläufig eine Frage stellen: Welche Milchmenge sorgt für einen fairen Preis, und wie lässt sich dieser Preis bestimmen? Aus der Landwirtschaft werden häufig 35 Cent pro Liter als angestrebter, fairer Milchpreis genannt. Nur: Es gibt große Agrarbetriebe, die deutlich günstiger produzieren können. Die würden sich über einen solchen Milchpreis freuen. Für sie ergäbe sich ein lukrativer Mitnahmeeffekt. Andere Betriebe mit weniger effizienten Kostenstrukturen, müssten auch bei 35 Cent pro Liter noch knapp kalkulieren, um ihre Kosten zu decken. Aus ebensolchen Gründen war ja die Milchquote im Jahr 2015 schließlich abgeschafft worden. Als die Milchquote in den frühen 1980er Jahren eingeführt wurde, sorgte ein ganz ähnliches Problem für Ärger und Wut unter Landwirtinnen und Landwirten. Die Bäuerinnen und Bauern, die vor der Quoteneinführung ihre Betriebe mit eigenem oder geliehenem Geld vergrößert und modernisiert hatten, durften auch mehr Milch produzieren als jene, die noch nicht investiert hatten. Denn die Quoten für die einzelnen Betriebe richteten sich nach der Betriebsgröße. Würde eine Quotenregelung heute wieder eingeführt, würde das wohl ebenfalls vor allem den bereits besonders effizienten Betrieben Vorteile verschaffen.

Der dritte von den liberalen Ökonominnen und Ökonomen vorgeschlagene Weg, das freie Spiel der Marktkräfte, ist der, den sie deutlich favorisieren. »Der dritte Weg, eine marktwirtschaftliche Anpassung, impliziert, dass die am wenigsten wettbewerbsfähigen Betriebe aus der Milcherzeugung ausscheiden, wodurch das Angebot sinkt und die Preise tendenziell steigen.« Das klingt hart. »Soziale Härtefälle müssen hierbei durch Instrumente der Sozialpolitik abgefedert werden«, fordern die Autorinnen und Autoren des gemeinsamen Statements deshalb, wenn auch eher unkonkret. Die Position, wonach der ungehinderte, marktwirtschaftliche Wettbewerb schon für eine Konsolidierung des Milchpreises sorgen werde und wonach sich am Ende die Betriebe, die besonders effizient und kostengünstig produzieren können, durchsetzen, stößt natürlich auf jede Menge Kritik.

Wenn bäuerliche Familienbetriebe immer stärker und häufiger von industrieartigen Agrarunternehmen abgelöst werden, bedeutet das, dass eine über Jahrzehnte oder gar Jahrhunderte gewachsene Wirtschaftsstruktur ersetzt wird, die nicht zuletzt auch dafür verantwortlich ist, wie europäische Kulturlandschaften heute aussehen. Ein solcher Wandel produziert zwangsläufig Verliererinnen und Verlierer, die sich nicht einfach damit abfinden möchten, aus dem Marktgeschehen verdrängt zu werden. Milchviehhalterinnen und -haltern, für die eine Hofaufgabe keine attraktive Option ist, bleibt oft nur das Investieren im großen Stil, um effizienter zu produzieren. Der Weg zur Effizienzsteigerung führt in aller Regel zuerst einmal in eine Bank, denn das Umstrukturieren eines Milchbetriebs und das Anpassen an die Anforderungen des gewachsenen Milchmarkts kosten viel Geld. Wachsen oder weichen – das längst bekannte Credo der modernen Agrarökonomie gilt in der Milchwirtschaft mehr denn je. Der Zwang zum Investieren in die Steigerung der Produktionseffizienz mit der Hilfe von Banken treibt landwirtschaftliche Betriebe gar nicht selten in die Verschuldung. Diese Gefahr sehen auch die Hochschullehrerinnen und -lehrer, die weiter auf Marktliberalisierung setzen wollen. Ihre Lösung für das Problem vieler Milchbetriebe: Die Betroffenen mögen sich doch mit den Banken zusammenfinden und gemeinsam an Lösungen arbeiten. Denn schließlich hätten doch auch die Banken kein Interesse an der Insolvenz ihrer Schuldnerinnen und Schuldner.

Onno Poppinga sieht die akademische Empfehlung vom Juni 2016 kritisch. Auch er ist Agrarwissenschaftler. Er wirft den Autorinnen und Autoren vor, dass sie einen grundsätzlichen Fehler machen, wenn sie die Situation auf dem Milchmarkt mit streng marktökonomischen Begriffen beschreiben und dann zum Schluss kommen, der Markt würde die Lage schon entspannen. »Die Verwendung einer marktökonomischen Begrifflichkeit ist bei der Analyse der Beziehungen zwischen Milcherzeugern und Molkereien vom Grundsatz her falsch, weil es sich nicht um Markt-, sondern lediglich um Lieferbeziehungen handelt.«[32] Was nützt es, in einer Tour von Marktmechanismen zu reden, wenn die Bedingungen eines funktionierenden Markts gar nicht gegeben sind? »Während bei tatsächlichen Märkten alle Marktpartner davon ausgehen müssen, dass jeder Beteiligte sein wirtschaftliches Agieren von der vorgegebenen Kostenstruktur seines Unternehmens abhängig machen muss, ist das bei den Molkereien nicht der Fall«, schreibt er. Das Problem: Den Preisdruck, der beim Vermarkten von Milch entsteht, können die Molkereien einfach an die Produzierenden weitergeben, nämlich an die Bäuerinnen und Bauern. Würden sich die Milch erzeugenden Betriebe zusammenschließen, um gemeinsam mit den großen Molkereien Preise auszuhandeln, wäre das dann schon das erwähnte Milchkartell? Was die einen als Bildung eines Kartells bezeichnen, ist für die anderen bloß ein nötiger Schritt bei der Bildung eines funktionierenden Markts, der auch die Bezeichnung »Markt« verdient und auf dem Angebot und Nachfrage die Preise bestimmen. Die Vorstellung, dass Bäuerinnen und Bauern den Milchpreis mit der Molkerei, die regelmäßig ihren Tanklastwagen vorbeischickt, um die Milch abzuholen, aushandeln, stimmt in Europa nur selten mit der Realität überein. Der Landwirt und Agrarpolitiker der Grünen im Landtag von Nordrhein-Westfalen, Norwich Rüße, kennt die Realität der Milchviehhalter gut. »Wenn die Bauern zu den Molkereien sagen würden: ›Wir liefern nur zu dem und dem Preis‹, dann würde man zu einer uralten Streitfrage gelangen. Zunächst einmal müsste man klären, ob die Bauern das überhaupt dürften. Denn nach dem Genossenschaftsrecht unterliegen die Betriebe ja einer Andienungspflicht. Das heißt: Die Bauern müssen abliefern. Darüber gibt es in aller Regel Zweijahresverträge. Eigentlich dürfen die

Bauern ihre Milch nicht einmal wegschütten. Andererseits müssen die Molkereien die Milch auch abnehmen. Das vergessen Bauern oft, dass sie den Vorteil haben, dass die Molkereien zu keinem Zeitpunkt Milch ablehnen können.« Nach wie vor befinden sich viele große Molkereien Europas im Besitz der Bauern, von denen sie beliefert werden. Das gilt auch für die mit Abstand größte deutsche Molkerei DMK Deutsches Milchkontor. Die drei größten Molkereien Österreichs sind allesamt in genossenschaftlichem Besitz. Die Berglandmilch ist eine Genossenschaft, die Niederösterreichische Molkerei AG befindet sich mehrheitlich im Besitz des Raiffeisen-Verbands, und die SalzburgMilch steht im Eigentum dreier kleinerer bäuerlicher Genossenschaften. Arla Foods, eines der größten Molkereiunternehmen der Welt, befindet sich im Besitz von rund 13500 Milchbauern aus Schweden, Dänemark, Deutschland, Großbritannien, Belgien, Luxemburg und den Niederlanden. Hinter dem weltweit aktiven niederländischen Molkereikonzern FrieslandCampina stehen sogar knapp 19000 Milchbäuerinnen und -bauern als genossenschaftliche Eigentümerinnen und Eigentümer. Die Marktmacht, die Landwirte mit ihren Beteiligungen an den großen Molkereien in Händen halten, sollten sie viel stärker nutzen, meint Norwich Rüße: »Das Spannende ist ja, dass die Bauern oft über die großen Player im Lebensmittel-Einzelhandel schimpfen. Es heißt dann oft, diese Unternehmen würden ihre Marktmacht nutzen, um die Landwirtschaft zu erpressen. Seit Jahren gibt es von Vertretern der Landwirtschaft die Forderung, man müsste mit diesen Handelsketten endlich auf Augenhöhe verhandeln, man müsste stärker auftreten. Wenn allerdings die großen Milchgenossenschaften wie FrieslandCampina, Arla und das Deutsche Milchkontor sich zusammentun würden, wären die Molkereien ebenfalls längst ein starker Verhandlungspartner mit Verhandlungsspielräumen gegenüber dem Einzelhandel. Die sind groß genug. Woher soll denn die Milch kommen, wenn die Großmolkereien die Preise des Einzelhandels nicht akzeptieren? Schließlich gibt es bei den Molkereien eine enorme Marktkonzentration.« Nur haben die Molkereien, ganz egal ob groß oder klein, einen strategischen Nachteil in allen Preisverhandlungen, den auch Rüße sieht: »Den Rohstoff, den sie anbieten, müssen die Bauern täglich frisch produzieren. Den können sie nicht auf Halde legen. Und die Produktionsmenge lässt sich auch nicht völlig flexibel variieren.« Ware zurückhalten, wenn der Preis nicht passt, ist im Milchgeschäft keine praktikable Option. Ein anderes Problem sieht Agrarpolitiker Rüße in der Rolle der Molkereimanager: »Mein Eindruck ist, dass die Manager der Milchkonzerne in ihrer eigenen Welt leben und von den Bauern inzwischen sehr weit weg sind. Ich bin mir nicht mehr sicher, ob es wirklich das Ziel der Großmolkereien ist, hohe Milchpreise für ihre Bauern herauszuholen. Ich fürchte, der Erzeugerpreis ist denen relativ egal.« Wenn der Erzeugerpreis und damit der Shareholder-Value in den Chefetagen der Molkereien kein Thema mehr ist, was ist es dann, das die Molkereibossinnen und -bosse antreibt? Es spricht viel dafür, dass es vielen Molkereien in den vergangenen Jahren vor allem darum ging, sich Marktanteile im weltweiten Geschäft zu sichern. Und dementsprechend waren die Molkereistrategen froh, wenn ihnen die Milchviehbetriebe immer größere Mengen ihres günstigen Rohstoffs zur Verfügung stellten. Diese Konstellation drückte die Milchpreise unter ein nachhaltig sinnvolles Niveau. Davon ist Norwich Rüße überzeugt, und er sieht auch nicht, weshalb sich das bald ändern sollte: »Die Situation ist kaum zu ändern, solange am Produkt selbst kein Mangel herrscht. Warum waren denn damals, als die Milchquoten wegfielen, die Molkereien so begeistert? Für sie ging es darum, einen billigen Rohstoff zur Verfügung zu haben. Die Milchmanager können ja schließlich nur am globalen Markt mitspielen, wenn sie für 25 Cent Milch einkaufen können. Die Milchkonzerne, die immer den Weltmarkt vor Augen hatten, haben das den Bauern leider nie offen gesagt. Die haben immer nur gesagt: ›Wir werden alles, was ihr an Milch produziert, kaufen, wenn die Quote erst einmal weg ist. Ihr könnt dann sogar mehr produzieren, und wir werden das alles zu guten Preisen in Russland und in China absetzen. Alles kein Problem.‹ Das ist nun eben ein bisschen anders gelaufen.«

Wenn die Interessen von Molkereien und Bauern unterschiedliche sind, obwohl sich viele der Molkereien sogar im Besitz der Bauern befinden, müssten die Bauern dann nicht eigentlich längst stärker gegenüber den Molkereien auftreten? »Allgemein finde ich die Idee nicht schlecht, zu fordern, dass die Bauern gegenüber ihren Molkereien handlungsfähig werden müssen, um die Milchpreise aushandeln zu können. Vor allem müsste man auch vom bisherigen System wegkommen, bei dem die Bauern den Milchpreis erst im Nachhinein erfahren«, findet Norwich Rüße. »Es hat sich ja wirklich eine Abliefer- und Preisentgegennahme-Mentalität entwickelt.« Die Milchbäuerinnen und Milchbauern erhalten einmal monatlich eine Abrechnung. Im Nachhinein. In dieser Abrechnung erfahren sie, wie die Qualität der abgelieferten Milch war und wie groß die genaue Menge war. Das Wichtigste erfahren die Bauern auch erst durch die Abrechnung, nämlich den Preis, der ihnen für ihre Milch gezahlt wird. »Es müsste so sein, dass es einen Kontrakt gibt, bei dem Landwirte im Vorhinein wissen, zu welchem Preis sie für die kommenden Monate Milch liefern. So herum müsste die Reihenfolge sein«, meint Norwich Rüße. Die Reihenfolge, wie sie in der Milchwirtschaft gang und gäbe ist, nämlich erst abzuliefern, um im Nachhinein den Preis für seine Ware zu erfahren, sei in anderen Branchen schließlich auch eher unüblich. Wer bei sich zu Hause einen Handwerker beschäftigt, kennt den Preis für die vereinbarten Dienste in aller Regel auch lieber im Voraus. Und im Supermarkt gibt es *price tags* auch an jedem Regal, damit man nicht erst an der Kasse eine teure Überraschung erlebt. Bei den Michbäuerinnen und -Bauern ist es anders. Wie manche Politiker empfinden das viele Milchbäuerinnen und Milchbauern als völlig verdreht. Damit sich an der Ordnung des Milchmarkts etwas ändert, muss allerdings noch einiges passieren, und die Anstöße müssen von den Milchbauern selbst kommen, ist der Landtagsabgeordnete der Grünen überzeugt: »Wir haben als Grüne ja schon viele Agrarministerinnen und Agrarminister in den deutschen Bundesländern gestellt und immer wieder Vorstöße gemacht, um funktionierende Krisenmechanismen und -instrumente zu etablieren. Das ist aber immer wieder abgeschmettert worden. Es geschieht nämlich immer wieder dasselbe: Wenn der Milchpreis niedrig ist, dann wird von Milchkrise geredet, und es wird ein bisschen Geld verteilt. Aber wenn man das in Relation zu den Verlusten sieht, die durch niedrige Milchpreise entstehen, dann ist das immer ein Tropfen auf den heißen Stein.« Die Situation in Deutschland und anderen europäischen Ländern ähnelt sich stark. Und wie in Deutschland wird über die richtige Marktordnung diskutiert. Nicht alle Teinehmerinnen und Teilnehmer der Diskussion teilen die Einschätzung, es gebe überhaupt großen Handlungsbedarf. Konservative und Liberale empfinden die Marktöffnung von 2015 als gelungenen Schritt in Richtung einer marktwirtschaftlicher organisierten Landwirtschaft.

Dass die europäische Milchpolitik auch nach dem Fallen der Milchquoten allerdings nicht unbedingt dem entspricht, was Kritiker der Quoten sich zuvor unter einem funktionierenden Milchmarkt ohne staatliche Intervention vorgestellt hatten, lässt sich im niedersächsischen Aschendorf ganz unmittelbar beobachten. Im Juni 2018 demonstrierten hier Landwirtinnen und Landwirte auf Einladung der Arbeitsgemeinschaft bäuerliche Landwirtschaft (AbL), um auf die Absurdität der europäischen Überproduktion aufmerksam zu machen, denn in einer stillgelegten Gardinenfabrik wird in der Gemeinde im Emsland Magermilch-Pulver eingelagert. »Hier sind es 1800 Tonnen. Insgesamt sind es in der EU 350 000 Tonnen. Diese ›Milchmenge‹ wurde damals, als sie produziert wurde, nicht gebraucht und sie wird auch heute nicht gebraucht«, erklärte der niedersächsische AbL-Vorsitzende Ottmar Ilchmann dem Branchenmedium »top agrar«. »Alle Abnehmer von Milchprodukten wissen natürlich, dass immer noch diese Übermengen auf dem Markt sind, und können dadurch den Preis für neu produzierte Milch drücken.«[33] Die berühmten Milchpulverberge – es gibt sie also auch nach der Entfesselung des europäischen Milchmarkts noch. Zu befürchten ist, dass Bestände wie jene in Niedersachsen 2018 zu Dumpingpreisen verramscht werden, zum Beispiel auf afrikanischen Märkten, wo sie die Preise zum Nachteil der dortigen Landwirtschaft stark unter Druck setzen.

## Mit neuen Quoten zurück in die Zukunft?

Wie man die europaweite Milchproduktion politisch in Bahnen lenkt, in denen sie von den Vorzügen der Marktwirtschaft profitiert, ohne dass die Preisschwankungen des Weltmarkts den Betrieben ständige nervliche Achterbahnfahrten und finanzielle Existenzsorgen bescheren, ist weitgehend offen. »Ich glaube, dass man eine gewisse Ratlosigkeit in der Debatte nicht leugnen kann«, gibt Agrarpolitiker Rüße zu. »Aus meiner Sicht ist um 2010 und 2011 herum verpasst worden, die Quotenregelung doch noch beizubehalten, als sich abzeichnete, wie negativ sich das Ende der Quote auswirken könnte. Der richtige Schritt wäre damals gewesen, die Notbremse zu ziehen und zu sagen: ›Die Entwicklung läuft komplett in die falsche Richtung, das hatten wir uns so nicht vorgestellt, wir werden das bisherige System doch nicht zerschlagen.‹ Das hat man damals nicht getan, obwohl es um ein System ging, das über dreißig Jahre lang Strukturen abgesichert hat. Manche fühlten sich im System der Milchquoten auch gefangen. Doch die allermeisten Landwirte wären inzwischen wohl froh, wenn es die Milchquote noch gäbe.« Doch ist die Rückkehr zur Quote wirklich der einzige Weg zu einer besseren Milchpolitik? Ein anderer Weg könnte zum Beispiel direkt über die europäische Förderpolitik führen. Schließlich werden aus den Mitteln der Gemeinsamen Agrarpolitik der Europäischen Union jedes Jahr über 50 Milliarden Euro an die Agrarbetriebe in den Mitgliedstaaten verteilt. Immerhin ist die Landwirtschaftsförderung der größte Haushaltsposten im EU-Budget. Durch eine Reform der Auszahlungskriterien könnte man die Direktzahlungen an die Betriebe etwa an die Form der Tierhaltung binden. Es könnten die Gelder, die von den europäischen Steuerzahlerinnen und Steuerzahlern in die Landwirtschaft gelenkt werden, zum Beispiel stärker als bisher jenen Milchviehbetrieben zugutekommen, die konsequent auf Freilandhaltung setzen und ihre Tiere auf die Weide stellen. Das wäre eine stärker an der Ökologie orientierte Förderpolitik, die gleichzeitig auch für geringere Milchmengen und höhere Preise sorgen könnte. Denn bisher sind die Direktzahlungen an die Betriebsgröße geknüpft. Mehr Fläche bedeutet für Europas Bauern auch mehr Geld, relativ unabhängig davon, was auf dieser Fläche geschieht. Auf den Empfängerlisten der EU-Agrarsubventionen stehen ganz oben deshalb nicht selten vermögende Großgrundbesitzer. Kleinbauern mit geringen Flächen haben einen strukturellen Nachteil.

Doch selbst wenn die europäische Agrarförderpolitik so aussähe, dass Weidehaltung stärker gefördert würde, gäbe es wohl dennoch Landwirte, denen das egal wäre und die, statt auf Weidehaltung zu setzen, lieber 600 Rinder im Stall melken würden. Nur würde sich dann die Perspektive für jene Bauern, die lieber nur 50 Kühe halten, den Tieren dafür aber den Luxus der Weidehaltung zugutekommen lassen möchten, verbessern. Das ist auf den ersten Blick zwar weniger effizient, doch mit der richtigen Vermarktung lassen sich für Produkte aus Weidehaltung eben auch bessere Preise erzielen. Und die ökologischen und sozialen Folgekosten unterschiedlicher Produktionsweisen in der Milcherzeugung sind auch mehr als bloß Nebenaspekte. Das Bewusstsein dafür, dass eine erfolgreiche Agrarpolitik nicht immer nur die Erhöhung der produzierten Mengen im Blick haben sollte, sondern gelegentlich auch qualitatives Wachstum durch Anreize und Begünstigungen fördern könnte, wächst in Europa. Von Einigkeit über die Ausrichtung der Milchpolitik sind die unterschiedlichen Akteurinnen und Akteure allerdings weit entfernt.

Wie eine europaweite Neuorientierung in der Agrarpolitik im Bereich der Milchviehhaltung ganz konkret aussehen könnte, wird in vielen Verbänden, die sich gegen eine weitere Industrialisierung der Milchproduktion aussprechen, diskutiert. Einer davon ist das European Milk Board. In den nationalen Mitgliedsverbänden des Milk Boards sind über 100 000 Milcherzeugerinnen und Milcherzeuger aus ganz Europa organisiert. Ihre erklärten Ziele sind es, Milchüberschüsse zu verhindern, kostendeckende Milcherzeugerpreise zu etablieren und die Zerstörung von Betrieben und regionalen Strukturen zu beenden.[34] Als geeignetstes Mittel zum Erreichen dieser Ziele erachtet das European Milk Board eine gezielte Mengensteuerung. Es schlägt dazu die Einrichtung einer europäischen Monitoringstelle vor. Und so könnte deren Aufgabe aussehen: »Die Vertreter der Monitoringstelle ermitteln die jeweiligen Vollkosten der Milchproduktion in Europa und legen nach einem definierten Verfahren die Unter- und Obergrenze des anzustrebenden Erzeugerpreises für 1 kg Milch mit 3,7% Fett und 3,4% Eiweiß fest. Dadurch ergibt sich ein Zielpreiskorridor, in dem sich der durchschnittliche europäische Milchpreis befinden sollte. Bei diesem Modell werden keine Preise bestimmt oder vorgegeben. Die Preisbildung soll wie bisher frei über den Markt erfolgen. Verlässt der Marktpreis den vorgegebenen Korridor, werden lediglich Parameter angepasst, nicht jedoch der Preisbildungsmechanismus selbst. Damit ist ein Maximum an Marktwirtschaft im Milchmarkt gewährleistet.« Wenn die Milchpreise in Europa den von der Monitoringstelle ermittelten Zielpreiskorridor nach unten oder oben verlassen, sollen durch eine zeitweise Verknappung oder Erhöhung der Produktionsmenge die Preise angebotsseitig beeinflusst werden. Das European Milk Board geht davon aus, dass Mengenänderungen im Bereich von ein bis zwei Prozent dafür schon ausreichen, denn bei solchen Schwankungen beginne der Markt heute bereits preislich zu reagieren. Eine Bedingung für ein solches System zur Steuerung der in Europa produzierten Milchmenge ist natürlich, dass sich die Betriebe die Menge überhaupt vorschreiben lassen wollen. Auch rechtlich dürften verbindliche Produktionsdrosselungen nicht ganz einfach durchzusetzen sein. Um zu vermeiden, dass von den einzelnen Betrieben verlangt werden muss, die Milchproduktion zu senken, was ja gar nicht einfach per Knopfdruck möglich ist, könnten strategische Milchreserven angelegt werden, schlägt das Milk Board vor, also eine gewisse »Manövriermasse« an Milch, die im Bedarfsfall dem Markt entzogen werden könnte oder mit der im schwer vorstellbaren Fall von Milchengpässen oder zu hoher Milchpreise der Markt geflutet werden könnte. Als Alternative dazu kann sich das Milk Board freiwillige Mengenreduktionen vorstellen, die auch vergütet werden könnten.[35]

Anders als Norwich Rüße und die Vertreterinnen und Vertreter des European Milk Board sind die meisten Agrarökonominnen und -ökonomen von einer Rückkehr zur Milchmengensteuerung mittels Quote oder anderer Instrumente nicht so recht überzeugt. Mit ihnen teilt eine mächtige Institution die Skepsis an Markteingriffen. Das ist der Deutsche Bauernverband, der bei seiner Ablehnung der Mengensteuerung auf die Überzeugungskraft von Marktgesetzen setzt. »Tatsache ist, dass zunehmende Schwankungen der Erzeugerpreise eine große Herausforderung für die Milcherzeuger darstellen. Eine staatliche Steuerung der Produktion ist in zunehmend globalisierten Milchmärkten jedoch ungeeignet, um dieses Problem zu lösen«, schreibt der Verband in einem »Faktencheck Mengenregulierung Milch«. Wer versuche, den Milchpreis im Bedarfsfall politisch oder bürokratisch zu korrigieren, überschätze die Effekte dieser Eingriffe. Selbst in einem völlig abgeschlossenen europäischen Binnenmarkt würde die Wirkung äußerst gering ausfallen. »Um den Milchpreis nur um 1 Cent je Liter anzuheben, sei eine Reduktion der Milchproduktion in der Europäischen Union um 6,4 Millionen Tonnen nötig. Dies entspricht der gesamten Milchproduktion Niedersachsens oder Spaniens«, argumentiert der Verband. Da Europas Milchwirtschaft sich aber auf einem offenen Weltmarkt engagiere, würden Preiseingriffe einfach im internationalen Wettbewerb verpuffen. Außerdem sei der bürokratische Aufwand enorm und kostspielig, gibt die mächtige deutsche Bauernlobby zu bedenken und beruft sich dabei auch auf Analysen des Braunschweiger Thünen-Instituts.[36]

Das Ziel, den Milchpreis, der auf einem Markt gebildet wird, vor dem Verfall zu schützen, indem Produktionsmengen verknappt werden, muss vor allem dann besonders plausibel und naheliegend erscheinen, wenn man sich schon über drei Jahrzehnte an ein solches Modell gewöhnt hat. In vielen anderen Branchen erschiene die Forderung nach *production caps* nahezu absurd. Eine Forderung nach Höchstmengen für Alltagstextilien hätte eventuell auch die vielen Tausend Arbeitsplätze für Näherinnen und Näher schützen können, als diese ab den 1970er Jahren in Länder mit niedrigerem Lohnniveau aus Europa abwanderten. Diese Forderung wurde allerdings nicht vorgebracht. In anderen Branchen hingegen sind Verknappungen keine Seltenheit. Regelmäßig trifft sich beispielsweise die Organization of Petroleum Exporting Countries (OPEC) in Wien, um über die Produktionsmengen für Erdöl zu beraten. Trotzdem ist nicht jeder Staat, dessen Unternehmen in die Förderung des Rohstoffs Erdöl involviert sind, Teil der OPEC. Denn nicht jeder Erdölstaat möchte sich an begrenzte Fördermengen halten. Anstatt auf einen durch Verknappung auf hohem Niveau gehaltenen Preis zu setzen, kann man nämlich auch darauf setzen, sich am Markt erfolgreich mit einem günstigen Rohstoffpreis zu positionieren. Und das ist es, was weiten Teilen der europäischen Milchwirtschaft vorschwebt.

Die Milchwirtschaft ist nicht der einzige Zweig der Landwirtschaft, der von politischen Diskussionen um die Frage »Klasse oder

Masse?« betroffen ist. Die Schweinezüchter haben in Teilen Europas längst vorgemacht, wie man durch radikale Effizienzsteigerungen zu niedrigen Verbraucherpreisen anbieten und so Marktanteile und Umsätze erhöhen kann. Die Schweinefleischmenge, die in Europa produziert wurde, explodierte während weniger Jahrzehnte. Bäuerinnen und Bauern in Regionen, die stark auf die Schweinemast setzten, wurden vielfach zu erfolgreichen Geschäftsleuten im Fleischbusiness. Das beschreibt auch Geert Mak. »Man stellte ein paar Tausend Quadratmeter Beton hin, baute einige Schweinekoben und kaufte Ferkel und Futter auf Kredit. Ab und zu kam ein Sattelschlepper vorbei, um das Futtersilo aufzufüllen, ein Tankwagen, um die Gülle abzupumpen, und ein Laster, um die ausgewachsenen Schweine abzuholen, und das Geld floss in Strömen. Diese Schweine konnte man in raschen Zyklen großziehen, drei bis fünf pro Jahr, und so verdiente man schnelles und einfaches Geld. Neidisch blickten die Kinder der Milchbauern auf die der Schweinebauern: Die fuhren mit dem Mercedes zur Landwirtschaftsschule, sie nicht.«[37] Ihren Einfluss konnten die Schweinebauern in den Agrarverbänden immer ganz besonders gut geltend machen, meint Norwich Rüße. »Was Sie in den Verbänden fast nie finden, sind Milchviehhalter. Das tendiert gegen null. ›Wenn die Milchviehhalter zur Versammlung kommen, dann haben die Schweinemäster schon alles entschieden‹, habe ich früher immer gesagt. Milchviehhalter melken abends ihre Kühe, sind um halb acht fertig, gehen duschen und machen sich dann auf den Weg zur Bauernversammlung. So ein Schweinemäster kann das ganz anders machen. Wenn er möchte, kann er nachmittags um fünf Schluss machen und sich zwei Stunden auf dieselbe Versammlung vorbereiten. Ein struktureller Vorteil. Deshalb dominieren in Regionen wie Westfalen die Interessen der Schweinehalter den Bauernverband. In anderen Regionen sieht das vielleicht anders aus«, erklärt er. Kein Wunder, dass es unter den Milchbäuerinnen und Milchbauern so manche gibt, die auf Expansion setzen, um das, was die Kolleginnen und Kollegen aus der Schweinemast vorgemacht haben, auch mit günstiger Milch zu erreichen.

Aber woran liegt es, dass die Politik so wenig unternimmt, um kleinteilige landwirtschaftliche Strukturen zu unterstützen, sie auch finanziell zu fördern, und sich stattdessen immer wieder an die Seite derer stellt, die den Strukturwandel in der Landwirtschaft beschleunigen wollen, aus Bauern Unternehmer und aus Bauernhöfen Industrieanlagen machen wollen? Die Agrarjournalistin Tanja Busse hat dafür eine schlüssige Erklärung. »Kühe, die auf der Weide stehen und Gras in Milch verwandeln, brauchen nicht viel. Hochleistungskühe dagegen können ihre gigantischen Milchleistungen nur mit viel Input erreichen. Davon profitieren Futtermittelimporteure, Händler und Trader, Stallanlagenbauer, die Produzenten von Melkcomputern, Pflanzenschutzmitteln, Veterinärpharmaka, Desinfektionsmitteln und Futterzusatzstoffen.« Das hat Tanja Busse 2015 in einem Interview für das Magazin »Biorama« erklärt, als sie gerade ihr Buch »Die Wegwerfkuh« über den Zustand der Milchwirtschaft veröffentlicht hatte. Darin beschreibt sie sehr lesenswert, wie die Landwirtschaft auf ein Burn-out-Syndrom zusteuert.[38] Es sind die Interessen von ganz konkreten Unternehmerinnen und Unternehmern, die in der Milchpolitik auf die Interessen von Verbraucherinnen und Verbrauchern treffen – mit entsprechenden Rückwirkungen auf Umwelt und Klima. Die Ressourcen, die zum Betreiben und Gestalten von Politik nötig sind, sind unter diesen Stakeholdern ungleich verteilt.

# 04 Milchmaschinen

## Von mechanischen und tierischen Hochleistungen

Zur Wieselburger Messe kommen jedes Jahr im Hochsommer Tausende von Menschen in die eher beschauliche Stadt Wieselburg an der Erlauf in Niederösterreich. Wieselburg ist den meisten Menschen in Österreich als Brauereistandort ein Begriff. »Wieselburger«, das Bier, das hier abgefüllt wird, gehört längst zur Brau Union, dem größten Unternehmen in der österreichischen Brauereibranche. Und die Brau Union gehört mehrheitlich zu Heineken, dem Bierkonzern aus Amsterdam. Die Firma Moser ist ebenfalls in Wieselburg ansässig. »Moser – Wurst im Rauch« lautet der Claim der Wurstfirma. 90 Mitarbeiterinnen und Mitarbeiter beschäftigt die Familie Moser, die große Supermarktketten beliefert. Das Unternehmen besteht seit 1903. Firmen wie Heineken, Wieselburger und Moser sind es, die daran erinnern, dass die Verbindung zwischen Landwirtschaft und Industrie lange zurückreicht und dass Landwirtinnen und Landwirte, genau wie Handwerkerinnen und Handwerker, nicht erst vor Kurzem auf die Idee gekommen sind, ihre Betriebe effizienter, größer, leistungsstärker und umsatzorientierter aufzustellen. Auf der Wieselburger Messe lassen sich die Gerätschaften bewundern, die man als Landwirtin oder Landwirt dafür braucht. Da stellt zum Beispiel das niederländische Unternehmen Lely aus Maassluis seine neuesten Innovationen aus. Dabei geht es ums effiziente Füttern und Melken und auch darum, die Tiergesundheit und den Tierkomfort im Kuhstall auf technologischem Wege, digital und vernetzt, zu erhöhen. Die Technologien, auf die dafür zurückgegriffen wird, sind dieselben, die auch in anderen hochtechnisierten Produktionshallen eingesetzt werden. Das Unternehmen entwickelt Roboter und automatisierte Verfahren. Die Niederländer von Lely sind Marktführer. Lely Astronaut A5 nennt das Unternehmen seine neueste Melkmaschine. »Der neue Meilenstein in der Melktechnik« erlaube maßgeschneidertes Melken mit einem hochmodernen System mit Hybridarm, intuitiver Benutzeroberfläche, geringem Energieverbrauch und mehr Ruhe für Kuh und Landwirt. Die Technik beeindruckt durchaus. In Imagevideos, von denen das Unternehmen gleich Dutzende ins Internet gestellt hat, sieht man begeisterte Landwirtinnen und Landwirte, die von der Technik in ihren Ställen schwärmen. Und in der Tat schauen die Ställe, die man da zu Gesicht bekommt, zwar aus wie Fabriken. Allerdings wie lichtdurchflutete, ohne Enge. Die Kühe scheinen sich wie selbstverständlich an die Melkautomaten gewöhnt zu haben. Und: Auch die Milch einer Kuh aus biologischer Haltung wird nicht weniger bio, wenn sie von einem vollautomatischen Melkroboter gemolken wird. Allerdings ist es nicht gerade wahrscheinlich, dass sich das Investieren in die teuersten unter den Robotersystemen für Biobetriebe wirklich lohnt. Schließlich müssen deren Kuhbestände auf die Weide. Und das heißt, dass ein Betrieb nur so groß sein kann, wie es die dazugehörige Weidefläche erlaubt. Pro Kuh macht das etwa 0,1 Hektar Grünland erforderlich. Das bedeutet: Auf der Fläche eines Fußballplatzes finden sieben bis zehn Bio-Milchkühe Platz. Teure Technik, wie die vom niederländischen Stall-Robotik-Spezialisten, ist vor allem dort ökonomisch sinnvoll und dementsprechend weit verbreitet, wo viele Tiere in einem Stall stehen. Und auch dort wären die Maschinen reichlich überflüssig, würden nicht die Milchkühe selbst tagtäglich ihre beachtliche Leistung erbringen.

Diese Leistung beruht auf einer Eigenschaft, die Milchkühe mit allen anderen Säugetieren gemeinsam haben und die Säugetiere deutlich von Fischen, Amphibien, Reptilien und Vögeln abgrenzt: Zur Ernährung ihrer Neugeborenen hat die Evolution sie mit der Fähigkeit der Laktation ausgestattet. Diese Fähigkeit, Milch zu bilden, ist bei näherer Betrachtung eine reichlich komplexe Errungenschaft der Natur. Dazu sind schließlich Milchdrüsen nötig und die sogenannte Blut-Milch-Schranke, die für die strikte Trennung zwischen Blut und Milch sorgt. Oder genauer: die dafür sorgt, dass das, was über die Milchdrüsen aus dem Säugetierkörper gelangen soll, nicht in der Blutbahn landet. Die Milchdrüsen bilden schließlich sehr spezielle Fette, Kohlenhydrate und Proteine, die dazu dienen sollen, Neugeborene mit Nährstoffen zu versorgen. Die Kuhmilch der ersten Tage nach der Geburt, die als Kolostralmilch oder auch Biestmilch bezeichnet wird, enthält zum Beispiel auch Antikörper, die neugeborenen Kälbern während der ersten Lebenswochen Schutz vor Krankheitserregern bieten. Und beim Säugen der Jungtiere selbst, werden über die Milchdrüse Hormone ausgeschüttet, die für eine enge Bindung zwischen Muttertieren und den Jungen sorgen. Die Milchdrüse – lateinisch übrigens Mamma – ist also ein sehr komplexes Gebilde, das sich die Milchwirtschaft zunutze macht.

Um die Milch von Kühen zu nutzen, bedarf es eines Zugangs zum Euter – ganz egal ob für die Hände der Bäuerinnen und Bauern oder für einen mit einem Melkcomputer vernetzten Roboterarm. Das Kuheuter liegt in der Leistengegend weiblicher Rinder, reicht vom Bauch bis zwischen die Schenkel und hat vier Drüsenkomplexe, die man auch als Euterviertel bezeichnet und die jeweils eine Zitze haben. Die vorderen beiden sind ein wenig kleiner als die hinteren beiden. Die Haut am Kuheuter ist sensibel und fein behaart. Die Zitzen selbst allerdings sind unbehaart. Das Bindegewebe ist im Euterbereich eher schwach ausgeprägt, weshalb sich ein Euter weich anfühlt. Es gilt unter Kuhhalterinnen und -haltern seit Langem eine Faustregel: Je mehr Bindegewebe und je fester das Euter, desto geringer ist auch die Milchleistung der Kuh. Das Innere der vier Drüsenkomplexe eines Kuheuters ist weit verzweigt und verästelt. Erst kurz oberhalb der Zitzen münden die vielen Milchgänge in eine sogenannte Zisterne, einen größeren Hohlraum im Euter, der sich mit Milch aus den Drüsen füllt und schließlich beim Melken der Kuh geleert wird.[39]

Die Bildung des Euters erfolgt schon, während ein Kalb noch ein Embryo im Alter von zirka 35 Tagen ist. Übrigens bildet sich auch bei männlichen Embryos ein Euter. Dessen Entwicklung endet allerdings rund einen Monat später bereits wieder. Verantwortlich dafür ist die erhöhte Testosteronkonzentration beim männlichen

Fötus. Bis ein weibliches Kalb zur Welt kommt, entstehen die Anlage der Zitzen und auch der Milchgänge im Inneren des Euters. Viel ist davon bei Geburt allerdings noch nicht zu sehen. Und auch nach der Geburt geht die Entwicklung des Euters erst einmal eher gemächlich vonstatten. Wird ein Rind geschlechtsreif, nimmt die Entwicklungsgeschwindigkeit der Milchdrüse rasant zu. Die sogenannte Mammogenese verläuft dann nämlich mit dem Zutun von Hormonen, die im geschlechtsreifen Eierstock gebildet werden. Noch einmal beschleunigt wird die Entwicklung des Euters während der ersten Trächtigkeit eines Rinds. Vor allem in der Spätphase der ersten Schwangerschaft einer Kuh sorgen bestimmte Hormone für ein rasches Wachstum der Milchdrüsen. Dabei hängen das Wachstum des Kalbes und das der Milchdrüsen zusammen. Schließlich sollen die Milchdrüsen das im Mutterleib heranwachsende Kalb einmal ernähren.

Ist ein Kalb erst einmal zur Welt gebracht, produzieren die Drüsen im Inneren der vier Sektoren des Kuheuters Milch. Die Laktation beginnt. Das nützt in der Natur vor allem dem neugeborenen Kalb. Das klingt so weit plausibel, oder? Klar scheint der Zusammenhang, wonach Säugetiere wie Menschen dann Milch geben, wenn sie ein Neugeborenes damit zu versorgen haben, allerdings nicht jeder und jedem zu sein. Im Jahr 2015 hat die Tierschutzorganisation PETA bei der Deutschen Gesellschaft für Konsumforschung (GfK) eine Umfrage in Auftrag gegeben.[40] Es ging um Milchkühe. Damals wurde festgestellt, dass nur rund der Hälfte der befragten Deutschen klar war, dass Kühe nur Milch geben, wenn sie vorher ein Kalb bekommen haben. Dass der Zusammenhang zwischen der Geburt eines Kalbs und der Milchleistung einer Kuh nicht jedem bewusst ist, könnte damit zusammenhängen, dass heute nur ein winziger Teil der Kuhmilch auch tatsächlich für Kälber vorgesehen ist. Aber wieso geben Kühe so viel Milch, dass davon auch für den Menschen so viel übrig bleibt? Dass Kuhmilch im großen Stil als Lebensmittel für Menschen zur Verfügung steht, hängt mit einer immensen Steigerung der Milchleistung von Kühen zusammen, seit Kühe als Nutztiere gezüchtet werden.

Die Laktationsperiode, die mit der Geburt eines Kalbes beginnt, dauert bei einer Kuh rund 300 Tage oder 43 Wochen. Da eine hohe

Milchleistung bei den verbreiteten Kuhrassen seit langer Zeit als Zuchtziel eine große Rolle spielt, übersteigt die Milchleistung längst die Menge, die zur Versorgung eines Kalbes nötig wäre. Während der Laktationsperiode steigt die produzierte Milchmenge zunächst an – nach zwei bis acht Wochen wird ein sogenannter Laktationspeak erreicht – und bleibt danach eine ganze Zeit lang konstant. Bei den Spitzenmengen und der Milchmenge, die bis zum Ende der Laktationsperiode produziert wird, gibt es erhebliche Unterschiede zwischen einzelnen Rindern. Das Ziel von Milchbäuerinnen und Milchbauern ist es, die Milchbildung während der Laktationsperiode möglichst aufrechtzuerhalten. Wichtig ist dafür das regelmäßige Melken. Denn ein Euter, das nicht gemolken wird, versiegt als Milchquelle. Davon haben viele Menschen schon einmal gehört. Zum Beispiel in Debatten über Veganismus, in denen es von Tiernutzungsverteidigern gelegentlich heißt, eine Kuh, die nicht gemolken wird, hätte Schmerzen und würde sterben. Zehn Stunden nach dem letzten Melken vermindert sich bereits die Sekretionsrate eines Euters. Das gilt auch für die jeweils einzelnen der vier Drüsenkomplexe eines Euters, weshalb alle vier Zitzen gleichmäßig zu melken sind. Wird eine Kuh während ihrer Laktationsperiode 35 Stunden lang nicht gemolken, stoppt die Milchabgabe der Drüsen. »Ein häufiger und möglichst vollständiger Milchentzug ist deshalb besser für die Nachbildung der Milch, weil der Druck im Eutergewebe zurückgeht«, heißt es dazu im Standardwerk »Milchkunde und Milchhygiene« der Veterinärmediziner Erwin Märtlbauer und Heinz Becker.[41]

Neben dem regelmäßigen Melken der Tiere, ganz egal ob das von Hand oder maschinell geschieht, trägt die regelmäßige künstliche Befruchtung dazu bei, dass Milchkühe mit Ausnahme weniger Wochen das ganze Jahr über Milch geben. Hat eine Kuh abgekalbt, wird sie auch schon wieder künstlich befruchtet, um neun Monate später das nächste Kalb zur Welt zu bringen. Die kurze Phase von rund zwei Monaten vor der Geburt eines Kalbes, in der eine Kuh nicht gemolken wird, bezeichnet man in der Milchwirtschaft als Trockenstellen oder Trockenstehen. Die Milchviehhalterinnen und -halter achten darauf, dass dieses Trockenstellen nicht zu früh erfolgt, denn sonst bilden sich die Alveolarepithelzellen stark zurück, die im Euter Kohlenhydrate, Fette und Proteine für die Milch erzeugen. Zu spät soll das Trockenstellen trächtiger Kühe allerdings auch nicht erfolgen – denn sonst wird das Herausbilden der zur Milchproduktion nötigen Zellen bis in die Frühstadien der kommenden Laktationsperiode unterdrückt. Beides wirkt sich negativ auf die Milchleistung aus. Während des Trockenstehens – in Bayern und Österreich nennt man diese Zeit übrigens auch Galtzeit – soll sich außerdem der Verdauungsapparat der Kühe auf den während der kommenden Laktationsperiode gesteigerten Energieumsatz vorbereiten, das Kalb im Mutterleib soll optimal mit Nährstoffen versorgt werden, und überhaupt soll die optimale körperliche Verfassung der Kuh erhalten bleiben. Die letzte Phase der Trächtigkeit einer Milchkuh ist also gleichzeitig auch eine Regenerationsphase zwischen zwei Laktationsperioden.

Die Phase des Trockenstellens – man spricht auch von der Trockenzeit – spielt für die Eutergesundheit von Milchkühen eine entscheidende Rolle. Und Eutergesundheit ist für die Milchwirtschaft ein Instandhaltungs-Thema. »Mit gesunden Eutern das Milchgeld von morgen verdienen« empfiehlt deshalb zum Beispiel der Landeskontrollverband für Leistungs- und Qualitätsprüfung in Mecklenburg-Vorpommern seinen milchbäuerlichen Mitgliedern auf einer Fachtagung zur Eutergesundheit.[42] Es gehe während der Pause zwischen zwei Laktationsperioden schließlich darum, die Kapazität der Milchproduktion wieder aufzuladen. Das veterinärmedizinische Wissen über die Laktation der Kuh, über das Aufrechterhalten und Steigern der Milchleistung durch Zucht und durch die richtige Versorgung der Tiere, ist auch deshalb entstanden, weil es im Dienst der Milcherzeugung steht. Eine Kuh ist somit gleichzeitig Tier und Milchmaschine, ein Produktionsmittel, das zur Erzeugung von Milch notwendig ist und durch seine Milchleistung seinen ökonomischen Wert erhält. Kein Wunder also, dass auch daran gearbeitet wird, die Leistung und den Wert des Produktionsmittels Kuh zu erhöhen. Nach Angaben des deutschen Milchindustrie-Verbands hat sich die Milchleistung einer Kuh während ihrer Laktationsperiode von durchschnittlich 4,6 Tonnen im Jahr 1984 auf 7,7 Tonnen im Jahr 2017 erhöht.[43] Dass Kühe innerhalb weniger Jahrzehnte so viel mehr Milch geben, dürfte eher nicht darauf zurückzuführen sein, dass man erst seit den 1980er Jahren herausgefunden hat, wie man Kühe möglichst gleichmäßig melkt. Dass die Laktation von Kühen heute so viel intensiver genutzt wird, hat auch andere Gründe. Der Industrieverband nennt hier verbesserte Futtermittel, optimierte Haltungsformen in modernen Kuhställen und neue wissenschaftliche Erkenntnisse über die Zucht und Aufzucht von Milchkühen. Ist wirklich alles besser geworden, oder hat die Entwicklung der Milchleistung vielleicht doch auch die eine oder andere Schattenseite?

Darunter, dass Milchkühe in der jüngeren Vergangenheit große Effizienzsprünge bei der Menge an Milch, die sie geben, gemacht haben, leidet in erster Linie einmal jede einzelne unter den Hochleistungskühen. Wen kann das wundern? Weshalb sollten ständige künstliche Befruchtungen und Dauerschwangerschaft an Kühen spurlos vorbeigehen? Inwiefern die hohe Milchleistung sich auf die Gesundheit der Tiere auswirkt, wird an vielen veterinärmedizinischen Instituten erforscht. Zum Beispiel am Institut für Veterinär-Physiologie der Freien Universität Berlin. Der dort langjährig tätige Veterinärmediziner Holger Martens beschreibt, wie ihre Leistung den modernen Milchkühen zur Last wird: »In der frühen postpartalen Phase«, also nach der Geburt eines Kalbes, »treten gehäuft Krankheiten wie Nachgeburtsverhalten, Metritis, Endometritis, Labmagenverlagerungen, Mastitis, Indigestionen, Lahmheiten, Störungen der Zyklusregulation sowie subklinische und klinische Ketose auf. Die Erkrankungsraten sind hoch und in der Regel ist mehr als die Hälfte der Tiere einer Kuhherde betroffen.«[44] In einer dänischen Feldstudie seien kurz nach der Geburt eines Kalbes 127 von 240 Kühen von Erkrankungen betroffen gewesen. In einer anderen Studie, bei der eine Versuchsherde über zehn Jahre tierärztlich begleitet wurde, seien von 1693 Färsen – so werden zeugungsfähige Kühe bis zu ihrer ersten Trächtigkeit genannt – in den ersten 180 Tagen der Laktation 24,6 Prozent an Mastitis, also einer Entzündung des Euters, 28,2 Prozent an Lahmheiten und 9,7 Prozent an Stoffwechselstörungen erkrankt. Andere Studien berichten davon, dass sogar drei Viertel der Kühe während der rund 300 Tage dauernden Laktationsperiode erkranken. »Die Zunahme der Milchleistung und das vermehrte Auftreten von Erkrankungen haben schon vor vielen Jahren zu der Vermutung geführt, dass diese Parameter miteinander korrelieren«, schreibt Martens. Nur: Eindeutige Aussagen ließen sich bislang kaum treffen. Denn dafür seien die Erkenntnisse der Wissenschaft über sogenannte *production diseases* in der Haltung von Milchvieh schlicht zu widersprüchlich. Martens hat eine Reihe von Publikationen verglichen, um schließlich doch Aussagen über den Zusammenhang zwischen der Milchleistung von Kühen und ihrem Erkrankungsrisiko treffen zu können. »Die Analyse der publizierten Befunde hat zu dem überraschenden Befund geführt, dass die Milchleistung und damit der Energiebedarf von der Futteraufnahme entkoppelt werden kann. Die daraus resultierende negative Energiebilanz ist ohne Zweifel als erhebliches Gesundheitsrisiko einzuschätzen. Aus diesem Grunde sind alle Anstrengungen zu unternehmen, Ausmaß und Dauer der negativen Energiebilanz zu reduzieren. Das schließt neben üblichen Managementmaßnahmen wie optimale Fütterung auch eine Überprüfung der Zuchtziele ein. Hohe Einsatzleistung und schneller Anstieg zur maximalen Milchleistung sind als prädisponierende Faktoren der negativen Energiebilanz und somit von Gesundheitsrisiken anzusehen.«

## Zuchtziel verfehlt?

Ein Grund für das erhebliche Risiko von Milchkühen, zu erkranken, dürfte also in der negativen Energiebilanz während der frühen Laktationsperiode liegen, die jener von Hochleistungssportlern im Wettkampf ähnelt. Dazu hat Martens eine These entwickelt. Er sieht die Ursachen in der Züchtung. Das Ziel in der Zucht von Milchkühen sei vor allem eine hohe Milchleistung. Das habe zur Folge, dass Hochleistungskühe gar nicht anders können, als auf Teufel komm raus Milch zu produzieren – und das auf Kosten ihrer eigenen Gesundheit. Hat eine Kuh erst einmal ein Kalb zur Welt gebracht, beginnt sie sehr viel Milch zu produzieren. Und das kostet Energie, die sich die Kuh allerdings nicht wieder anfrisst. Dass sie das nicht tut, ist evolutionär bedingt. Sie lebt von Fettpolstern, die sie sich vor dem Kalben zugelegt hat, und das haben Hochleistungskühe mit ihren Urahnen, den Auerochsen-Kühen, gemein. Nachdem ein Kalb zur Welt gekommen ist, nehmen Milchkühe zunächst einmal ab. Schließlich ist dies die Phase, in der sie sich natürlicherweise eigentlich um ihr Kalb kümmern, statt viel zu fressen. Inzwischen sei die Differenz zwischen der geforderten Milchleistung nach dem Kalben und dem Appetit der Kuh jedoch so enorm, dass sich der Energiemangel auf die Gesundheit auswirke. Ein Kalb würde nach der Geburt einfach nicht so viel Milch von seiner Mutter verlangen, wie ein Melkautomat. Und so würden Kühe eben häufig völlig ausgelaugt und krank, so die These des emeritierten Professors Martens aus Berlin. Verschiedene Studien bestätigen die These. In einem langfristig angelegten österreichischen Forschungsprojekt zum Beispiel gingen Forscherinnen und Forscher zwischen 2012 und 2016 Fragen zum Zusammenhang zwischen Effizienz und Tiergesundheit nach. Und das in 167 Milchviehbetrieben mit rund 5400 Milchkühen der Rassen Fleckvieh, Braunvieh und Holstein Friesian. Der Abschlussbericht zum Projekt mit dem Titel »Efficient Cow« stellt fest: »Hohe Milchleistungen gehen oftmals mit einer negativen Energiebilanz zu Beginn der Laktation einher. In dieser Phase mit hoher Mobilisierung treten dann verschiedene Stoffwechselerkrankungen häufiger auf. Daher ist bei Verbesserung der Effizienz wichtig, dass nicht Tiere gezüchtet werden, die zwar viel Output (Milch, Fleisch) pro Input (Futter) herausholen, aber diese Effizienz durch verstärkte Mobilisierung in Verbindung mit höheren Erkrankungsraten erzielen.«[45]

In der Zucht dürften ausgerechnet jene Rinder, deren Milchleistung kurz nach der Geburt des Kalbes ganz besonders hoch ausfiel, lange Zeit als besonders gut veranlagt gegolten haben, was die Tendenz zur negativen Energiebilanz verschärft haben dürfte. Eine Rinderzucht, die stärker auf die Milchleistung in der Zeit nach dem Kalben als auf die Fähigkeit zur Regeneration ausgerichtet ist, führt langfristig zur Entwicklung von Milchkühen, die zwar schnell viel Milch geben, dafür aber mit ihrer körperlichen Robustheit bezahlen. Genau in jener Phase, in der Kühe eine negative Energiebilanz aufweisen, weil sie zwar viel Milch geben, aber wenig fressen, werden sie auch schon wieder schwanger. Schließlich gilt eine Milchkuh dann als optimal ausgenützt, wenn sie einmal jährlich ein Kalb zur Welt bringt, um anschließend wieder rund 300 Tage lang Milch zu geben. Viele Beobachter der Milchwirtschaft halten diesen Umgang mit den Kühen, der wichtigsten Ressource der Milchproduzentinnen und -produzenten, für ganz und gar nicht effizient. Denn die schnell aufeinanderfolgenden Schwangerschaften bei möglichst hoher Milchleistung und nur sehr kurzen Verschnaufpausen während des Trockenstehens machen Kühe zu kurzlebigen Geschöpfen. »Nach durchschnittlich drei Jahren im Melkstand werden Milchkühe in Deutschland ausrangiert, also geschlachtet. Wenn die Kühe gerade mal fünf Jahre alt sind«, hat die Agrarjournalistin Tanja Busse 2015 für ihr Buch »Die Wegwerfkuh« über den verschwenderischen Umgang mit Ressourcen jeder Art in der modernen Rinderhaltung recherchiert. Und sie hat auch festgestellt, dass das nicht immer so war: »In Schlipfs Handbuch der Landwirtschaft aus dem Jahr 1898, dem Klassiker der landwirtschaftlichen Lehrbücher für Generationen von Landwirten, steht: ›Vom dritten Kalbe an, also vom fünften, sechsten bis zum zwölften Lebensjahre hat die Kuh den höchsten Wert für die Zucht.‹ Dieses dritte Kalb wird inzwischen nur noch selten geboren. Bevor die Kuh von heute ihre größte Leistung zeigen kann, ist sie schon tot.«[46] Werden Milchkühe in jungen Jahren tatsächlich so stark beansprucht, dass sie das Lebensalter, in dem sie natürlicherweise am leistungsfähigsten wären, gar nicht erst erreichen? Die Frage, wie lang Milchkühe durchschnittlich leben, lässt sich nicht pauschal beantworten. Die Landesvereinigung der Milchwirtschaft in Niedersachsen beantwortet sie wie Busse: »Eine Milchkuh wird in Deutschland durchschnittlich knapp fünfeinhalb Jahre alt, wobei sie länger als drei Jahre als Milchkuh gehalten wird. Diese Lebenserwartung blieb in den letzten 20 Jahren unverändert, trotz der Steigerung bei der durchschnittlichen Milchmenge, die im gleichen Zeitraum erreicht wurde. Weil Experten diese Lebenserwartung von Milchkühen als zu gering bewerten, legt die deutsche Rinderzucht inzwischen einen erheblich höheren Stellenwert auf Gesundheits- und Fitnessmerkmale als auf klassische Leistungsmerkmale. Auch dem Landwirt ist eine höhere Lebenserwartung seiner Kühe wichtig.«[47]

Ob sich die Effizienz von Milchkühen durch eine höhere Lebenserwartung unterm Strich steigern lässt, ist eine viel diskutierte Frage. Begriffe wie »Hochleistungskuh« oder »Turbokuh« weisen darauf hin, dass die hohe Milchleistung auch mit einem hohen Ressourcenverbrauch und hohem Verschleiß verbunden ist. Viele Kritikerinnen und Kritiker der Rinderzucht sind der Ansicht, dass veränderte Zuchtziele für gesündere Tiere und eine ähnliche Milchleistung bei längerer Lebensdauer der Kühe sorgen könnten. Zuchtziele geben bei der Zucht von Nutztieren vor, in welche Richtung sich die Merkmale der Tiere bewegen sollen. Die unterschiedlichen körperlichen Merkmale werden dabei zu einer mathematischen Formel, die sie in Abhängigkeit von genetischen Variationen und Zusammenhängen zwischen den einzelnen Merkmalen gewichtet. Dahinter steckt jede Menge züchterischen Know-hows und nutztierwissenschaftlicher Expertise. Wie weniger auf kurze Spitzenleistungen als auf konstante Gesundheit und gute Milchleistungen ausgerichtete Zuchtziele aussehen könnten, beschreiben die am österreichischen Projekt Efficient Cow beteiligten Forscherinnen und Forscher: »Bei der Verbesserung der Effizienz ist wichtig, dass nicht jene Tiere selektiert werden, die viel Milch-Output pro Futter-Input herausholen.«[48] Studien zur Beziehung zwischen Effizienz und Fruchtbarkeit und Gesundheit gäbe es noch wenige, schreiben die Wissenschaftlerinnen und Wissenschaftler. Allerdings würden jene, die es bereits gibt, zeigen, »dass Kühe, die eine höhere Futtereffizienz haben, eine längere Serviceperiode aufweisen«. Eine lange Serviceperiode und hohe Futtereffizienz müssen sich offenbar also nicht ausschließen. Christa Egger-Danner, die Leiterin des Projekts Efficient Cow, sieht als entscheidend, »dass Tiere möglichst effizient Nährstoffe in Milch und Fleisch umwandeln, dabei aber auch gesund und fruchtbar bleiben und lange genutzt werden können. Wenn es gelingt, die Nutzungsdauer zu steigern, so kommt es zu einer Verdünnung des Aufwands für die Erhaltung, aber auch für die Kosten der Aufzucht. In den letzten Jahrzehnten wurden durch die Steigerung der Milchleistung große Effizienzsteigerungen erzielt. Je länger die Nutzungsdauer und je geringer der Aufwand für die Aufzucht ist, desto günstiger wirkt sich eingesetzter Input zu Output aus.«[49]

Input und Output ins richtige Verhältnis zu bringen, beschäftigt jede Ökonomie und damit auch die Agrarökonomie auf den unterschiedlichsten Ebenen. Jede einzelne Milchkuh, jede Herde und jeder Milchviehbetrieb ist ein Teil der Ökonomie und damit Teil der auf Effizienz getrimmten Leistungsgesellschaft. Schlimmer noch: Milchkühe sind dem Effizienzdruck noch viel stärker ausgesetzt als Menschen. Humanmedizinerinnen und -mediziner, die sich auf Tagungen über Zuchtziele für menschlichen Nachwuchs austauschen und darüber nachdenken, wie Erkrankungen sich auf die wirtschaftliche Bilanz eines menschlichen Lebens auswirken, sind schließlich doch eher dystopische Fiktion als Realität. In der Milchwirtschaft ist so häufig und mit so großer Selbstverständlichkeit von Effizienzsteigerungen die Rede, dass dabei eine Frage immer wieder zum Randaspekt verkommt: Was soll überhaupt möglichst effizient als Ziel erreicht werden? Und da kommen einige Ziele infrage. Möglichst viel Milch kann ein Ziel sein. Und das ist nicht einmal gleichbedeutend mit dem Ziel, einen möglichst hohen Milch-Output im Verhältnis zu den verschiedenen eingesetzten Inputs zu erwirtschaften. Ein Maximum an Tiergesundheit könnte ein Ziel effizienten Wirtschaftens sein. Oder ein möglichst sicheres und langfristiges Auskommen für die Betreiberinnen und Betreiber von Milchviehhaltung. Oder der Erhalt natürlicher Ressourcen. Oder mehr Biodiversität. Vieles lässt sich als Ziel definieren, das effizient erreicht werden soll. Verschiedene Ziele unter einen Hut zu bringen, ist allerdings alles andere als einfach.

Was das Formulieren von Zielen und Kriterien zum Bemessen der Effizienz so unglaublich kompliziert macht, sind die externalisierten Kosten, die fast überall entstehen, wo ökonomisches Handeln stattfindet. Sie machen es extrem schwer, Input und Output zu messen. Und ohne Input und Output wirklich in Zahlen ausdrücken zu können, ist es wiederum schwer, etwas als effizient bewerten zu können. Fragt man die großen Verbände der Milchwirtschaft, berichten sie stolz davon, dass sich die Effizienz der Betriebe, der einzelnen Tiere und der gesamten Branche stark erhöht habe. Diese Rechnung wird vom Blick auf einfache Kennzahlen bestätigt: Die Zahl der Tiere wächst nicht. Die Menge der Milch schon. Die Zahl der Betriebe sinkt. Klingt effizient. Auch was die Tiergesundheit angeht, wird es durchaus Verbesserungen gegeben haben. Durch einen Zuwachs von Wissen und wohl auch durch moderne Stalltechnik wie die vom niederländischen Hightech-Melkroboter-Hersteller.

Ob die These von der effizienteren Milchwirtschaft auch dann noch stimmt, wenn man nicht nur auf die zu Maschinen gezüchteten Tiere und die zu Multitasking-fähigen Ersatzbauern entwickelten Stallroboter schaut, sondern auch auf die externalisierten Kosten der Milchproduktion, wird von Kritikerinnen und Kritikern stark bezweifelt. Unter externalisierten Kosten werden all jene Kosten verstanden, die zwar in der Produktion entstehen, allerdings nicht direkt den Produzierenden in Rechnung gestellt werden, sondern die von der Allgemeinheit getragen werden – oder von der Umwelt. Zieht man als Referenzrahmen für die Bemessung der Effizienz beim Herstellen von Milch die einzelnen Kuhställe heran, dann mag es stimmen, dass die Produktion immer effizienter vonstattengeht. Denkt man über die Kuhställe und Hoftore hinaus, ist die Situation eine andere. »Sobald der Globus als Referenzrahmen dient, werden die Dinge kompliziert«, formulierte das der Wirtschaftsjournalist Mark Schieritz 2016 in einem Artikel über die schwer zu überblickenden Folgekosten der modernen Agrarproduktion.[50]

Die externalisierten Kosten der Milchwirtschaft zu überblicken, ist eine Aufgabe, an der man im Prinzip nur scheitern kann. So komplex sind die ökonomischen und ökologischen Zusammenhänge der globalisierten Land- und Lebensmittelwirtschaft. Allgemein verbreitet ist die Annahme, dass besonders große Betriebe auch besonders hohe externe Kosten verursachen. Das gilt nicht nur für Milchviehbetriebe, sondern auch für Geflügel- oder Schweinemastbetriebe. Dort, wo neue, besonders große Ställe gebaut werden sollen, wird deshalb häufig dagegen demonstriert. Anrainerinnen und Anrainer befürchten Lärmbelästigung, Geruchsbelästigung, Auswirkungen auf die Trinkwasserqualität und andere Nachteile, die auch auf die eine oder andere Weise zu den externen Kosten der Landwirtschaft zählen. Wirklich in Zahlen fassen lassen sich diese Kosten nicht so einfach. »Eine empirische Erfassung von externen Kosten und Nutzen ist aber schon deshalb außerordentlich schwierig, weil in der Diskussion mit sehr unterschiedlichen Arten von externen Kosten großbetrieblicher Produktion argumentiert wird«, hieß es schon 1988 in einer

Studie der Gesellschaft für Wirtschafts- und Sozialwissenschaften des Landbaus über den Wandel der optimalen Betriebsgrößen in der Milchviehhaltung, der auch damals, vor drei Jahrzehnten schon für rege Debatten sorgte.[51] Und auch damals wurden mit den besonders hohen externen Kosten großer Milchviehbetriebe Forderungen nach einer kleiner strukturierten Milchviehhaltung begründet.

## Low-Input versus High-Output

Was man zu den externalisierten Kosten der Milchviehhaltung hinzuzählt und was nicht, kommt sehr auf die Perspektive der Betrachtung an. Es geht um unterschiedliche Interessen. Wer von der Tierhaltung im sehr großen Stil lebt, hat ein Interesse daran, die externalisierten Kosten, die dabei entstehen, eher als kleine und vernachlässigbare Nebenaspekte zu betrachten oder sie zumindest als solche darzustellen. Wer extensive Weidewirtschaft betreibt, betont hingegen lieber, wie groß die externalisierten Kosten sind, die bei intensiven Bewirtschaftungsformen anfallen, und wie günstig die eigene Wirtschaftsform für Gesellschaft und Umwelt ausfalle. Dass bei der Quantifizierung von externen Kostenfaktoren der Landwirtschaft unterschiedliche Interessen eine so große Rolle spielen, trägt nicht gerade dazu bei, Standards für die Erfassung dieser Kosten zu entwickeln.

Wenn man sich ein vages Bild von diesen Kosten verschaffen möchte, kann man allerdings dort beginnen, ihnen nachzuspüren, wo Milch entsteht. Und zwar, indem man einen Blick auf den Input der Wertschöpfungskette von Milch wirft, also darauf, was man benötigt, damit man am Ende Milch erhält. Was braucht man, um die tierischen, mechanischen und elektronischen Milchmaschinen zu betreiben? Dazu gehören Grundfutter und - je nach Art der Haltung - Kraftfutter, Medikamente und Personal. Strom verbraucht die Milchviehhaltung auch. Und Wasser natürlich. Nun gibt es ganz unterschiedliche Strategien dafür, am Ende der Wertschöpfungskette eines Milchviehbetriebs für einen möglichst hohen Milch-Output zu sorgen. Dabei geht's darum, an welchem

Ende dieser Kette man mit dem Optimieren beginnt. Versucht man, mit Low-Input das Maximum aus geringen Produktionskosten herauszuholen, oder versucht man, mit einer High-Output-Strategie möglichst viel Ertrag zu erreichen? Beide Strategien können effizient sein. Es kommt eben ganz darauf an, was man unter Effizienz versteht. Was die externen Kosten betrifft, unterscheiden sie sich allerdings deutlich.

Low-Input-Betriebe versuchen wirtschaftlich effizient zu sein, indem sie die Abhängigkeit von externen Ressourcen minimieren und konsequent Kosten sparen. Eine Maximierung des Outputs wird nicht primär angestrebt, und damit die Tierhaltung mit möglichst geringem Ressourceneinsatz funktioniert, sind passende Umweltbedingungen und bäuerliches Know-how nötig. An der österreichischen Höheren Bundeslehr- und Forschungsanstalt für Landwirtschaft Raumberg-Gumpenstein werden unterschiedliche landwirtschaftliche Strategien im Betreiben von Landwirtschaft in der Praxis seit Langem erprobt. Die Schülerinnen und Schüler der Landwirtschaftsschule lernen, den Einsatz von Betriebsmitteln durch gezielte Strategien zu minimieren. »Forschungsergebnisse zur Milchviehhaltung zeigen, dass die Low-Input-Strategie bei passenden Betriebsbedingungen und durchdachter Umsetzung – selbst bei deutlich geringerer Einzeltierleistung und geringerer Milchquote – zum selben Betriebseinkommen wie eine Hochleistungsstrategie führen kann«,[52] erklärt man in Raumberg. Tatsächlich kommen Low-Input-Betriebe auf eine um bis zu 40 Prozent geringere Milchmenge bei gleicher Anzahl an Tieren. Allerdings stehen der geringeren Milchmenge auch höhere Einnahmen pro Liter gegenüber. Das lehrt auch die Landwirtschaftsschule in der Steiermark: »Das ökonomische Potential von Low-Input-Strategien steigt, wenn externe Betriebsmittel teurer werden, externe Kosten Produktionsverfahren aufgeschlagen werden und wenn für eine höhere Produktionsqualität (z.B. Bio-Weidemilch) Preiszuschläge lukriert werden können.« Die Betriebsmittel, die bei einer Low-Input-Strategie auf einem Milchviehbauernhof möglichst sparsam eingesetzt werden sollen, sind zugekauftes Kraftfutter und Arzneimittel wie Antibiotika. Auch Düngemittel und Energie sollen sparsam verbraucht werden. Der Bedarf an Ackerflächen, auf denen Kraftfutter angebaut wird, soll ebenfalls gering gehalten werden. Schließlich soll Grünfutter einen möglichst großen Anteil des Energiebedarfs der Tiere decken. Teures und wartungsintensives technisches Gerät sollte in einer Low-Input-Strategie ebenfalls eine kleine Rolle spielen. Und natürlich gehört zum Low-Input-Ansatz auch, die Arbeitszeit der Bäuerinnen und Bauern sparsam einzusetzen.

Ein großer Hebel zur Reduzierung des Inputs in der Milcherzeugung besteht im Kraftfuttereinsatz. In vielen Regionen wird die Milchviehhaltung seit Jahrzehnten vom Kraftfuttereinsatz dominiert. Besonders Maissilage spielt als Kraftfutter eine große Rolle. Hohe Kosten beim Bau von Stall- und Melkanlagen sowie das gestiegene Lohnniveau schienen ein Umstellen auf energieintensive Fütterungsmethoden wirtschaftlich sinnvoll zu machen. »Verbreiten konnte sich dieses System so stark, weil seit den 1960er Jahren die ökonomische Prämisse galt, dass aufgrund der hohen Fixkosten nur eine Hochleistungs-Milchviehhaltung wirtschaftliche Perspektive hat. Entsprechend herrschte in der wissenschaftlichen Fütterungslehre, aber auch in Beratung und landwirtschaftlichen Fachzeitschriften die Meinung vor, dass bei der Verfütterung von einem Kilogramm Kraftfutter die Milchleistung um zwei Kilogramm steigen würde.«[53] Allerdings sei bei dieser Rechnung oft außer Acht gelassen worden, dass dabei die Milchleistung aus dem Kraftfutter berechnet würde und der Teil der Milchleistung, der aus dem Grundfutter, also aus dem Gras und Heu vom Grünland der Milchviehbetriebe stammt, einfach missachtet würde, kritisieren Karin Jürgens, Onno Poppinga und Urs Sperling, die sich in einem Forschungsprojekt mit der Wirtschaftlichkeit einer kraftfutterfreien Milchviehhaltung beschäftigt haben. Überlegungen, den Kraftfuttereinsatz zu reduzieren oder völlig darauf zu verzichten, würden schon im Ansatz blockiert, solange man die Milchleistung in so engem Zusammenhang mit ihm sehe, aber die Rolle des Grundfutters unterschätze. Konventionell wirtschaftende Milchviehbetriebe mit Holstein-Rindern setzen zwei bis zweieinhalb Tonnen Kraftfutter pro Kuh und Jahr ein, um auf über 10 000 Liter Milchleistung zu kommen. Manche Betriebe kommen gar auf vier Tonnen Kraftfutter pro Kuh und Jahr. Da die Winterperioden in gemäßigten Klimazonen und damit in Nord- und Mitteleuropa lang sind und Kühe in diesen Regionen deshalb fast das halbe Jahr im Stall gehalten werden, auch wenn Flächen zur Verfügung stehen, lag es für viele Betriebe nahe, auf Kraftfutter zu setzen, um die Milchleistung mit überschaubarem Arbeitsaufwand zu erhöhen. Landwirtinnen und Landwirte, die regelmäßig eine Ladung Kraftfutter für ihren Viehbestand einkaufen müssen, freuen sich so lange über den gesteigerten Ertrag, wie die Kraftfutterpreise niedrig sind. Steigen sie, schmälert das den Profit und damit die Input-Effizienz. Der Preis für Kraftfutter steht und fällt mit den Preisen für Getreide. Nachdem diese lange Zeit auf sehr niedrigem Niveau lagen, stiegen sie jedoch ab der Jahrtausendwende. »In den letzten Jahren sind die Preise für Rinderfutter kontinuierlich angestiegen. 2013 lagen sie bereits um etwa 80 Prozent höher als noch 2003«, berichten Jürgens, Poppinga und Sperling. Das stelle die Wirtschaftlichkeit der intensiven Milcherzeugung nachhaltig infrage.

Nimmt man die Kuhbestände weltweit in den Blick, stellt man fest, dass der Großteil der Tiere ausschließlich mit Grundfutter versorgt wird. Selbst in wichtigen Milch-Exportländern wie Irland oder Neuseeland ist der Verzicht auf Kraftfutter die Regel. Dort ist eine reine Grasfütterung mit langen Weideperioden möglich. Das macht diese Länder zu sehr günstigen Standorten für eine kosteneffiziente Milcherzeugung in Low-Input-Systemen. Gestiegene Kosten für Arbeit und Getreide bei gleichzeitigen Schwankungen der Erzeugerpreise, also der Höhe des Preises, den Milchbetriebe für die gelieferte Milch verrechnen können, machen Low-Input-Systeme auch für europäische Milchbetriebe interessanter, zumal deren Produkte als Heu- oder Weidemilch vermarktet werden können – zu Preisen, die über denen für konventionelle Milch aus der Kraftfutterfütterung im Stall liegen. »Die wirtschaftlichen Ergebnisse der heute mit diesem wirtschaftlichen System arbeitenden ökologischen Milchviehhalter zeigen aber, wie sehr die Kraftfuttereffizienz überschätzt wird und dass der Kraftfuttereinsatz teurer als die preiswerte Grundfutter-Weide ist«, fassen die Agrarökonomen zusammen, wenngleich sie einräumen, dass es an größer angelegten Studien zur Wirtschaftlichkeit von Low-Input-Milcherzeugung mangele.

Die Vorteile einer Milcherzeugung mit geringem Betriebsmittel-Einsatz beschränken sich nicht auf niedrige Produktionskosten für die Betriebe, deren klimatische und geografische Gegebenheiten sich dafür eignen. Ihre Fürsprecherinnen und Fürsprecher nennen auch andere Vorzüge. Ein ganz wesentliches Argument dabei: artgerechte Fütterung. Schließlich ist der Pansen der Kuh evolutionär bedingt nicht unbedingt auf die Aufnahme großer Mengen an Kraftfutter, das die Tiere mit konzentrierter Energie versorgt, ausgerichtet. Kühe, die sich von Weidegras, Heu und Silage, sogenanntem Raufutter, naturnah ernähren, hören irgendwann zu fressen auf, wenn sie ihren physiologischen Futterbedarf gedeckt haben. »Bei der Aufnahme von Konzentratfutter gibt es so eine Rückkopplung nicht. Kühe haben hier keinen Feedback-Mechanismus entwickelt. Milchkühe fressen zwar sehr gerne Konzentratfutter, sie sind den Folgen einer intensiven Aufnahme aber schutzlos ausgeliefert, auch weil die Grundfutter-Aufnahme zurückgedrängt wird. Bei einer kraftfutterfreien Fütterung sind daher eine geringere allgemeine Belastung des tierischen Organismus und seines gesundheitlichen Regulationsvermögens zu erwarten und damit eine Verbesserung der Tiergesundheit und eine Erhöhung der Lebensdauer der Milchkühe.«[54] Jürgens, Poppinga und Sperling sehen einen Zusammenhang zwischen der Kraftfutterzugabe und negativen Entwicklungen in der Tiergesundheit: »In seiner Gesamtheit hat das mit der kraftfutterintensiven Fütterung verbundene System der Milchviehhaltung die Milchkühe überfordert. Seit Jahren bilden Labmagenverlagerungen, Unfruchtbarkeit, Klauenerkrankungen, Mastitis und Stoffwechselerkrankungen die Spitze bei den Abgangsursachen. In der Folge hat es einen erschreckenden Rückgang im Durchschnittsalter der Milchkühe gegeben.«

Ein weiterer ganz wesentlicher Aspekt spricht für eine naturnahe Fütterung von Kühen mit Raufutter und ohne große Mengen von Kraftfutter. Und der hat mit der Ökobilanz des Futters zu tun. Eine Milchproduktion, die weniger von einer Grünland-basierten Fütterung abhängig ist, verbraucht auch mehr Dünger und Pflanzenschutzmittel im Anbau von Mais und eiweißreichen Futterpflanzen wie Soja. Mit der gewachsenen Bedeutung von Sojaschrot bei der Fütterung von Milchvieh ist die Milchproduktion abhängig vom weltweiten Futtermittelanbau und -handel geworden. Und der hat negative Auswirkungen auf Ökosysteme in vielen Teilen der

Welt sowie auf das Klima. Dadurch entstehen externalisierte Kosten, die nicht einzelne Betriebe tragen, sondern der gesamte Planet. Es ist gar nicht selbstverständlich, dass die industrialisierte Milchviehhaltung, die von sich selbst behauptet, besonders effizient zu sein, kaum auf Low-Input setzt, dafür umso stärker auf High-Output. Schließlich ist Effizienz ja auch eine Frage des Einsatzes.

Wie durch eine High-Output-Strategie vermeintlich hocheffizient wirtschaftende Betriebe aussehen, lässt sich zum Beispiel in Gnaschwitz in der Oberlausitz beobachten. Wie in vielen anderen Orten im Osten Deutschlands auch, ist die Agrargenossenschaft ein Großbetrieb und einer von zahlreichen Betrieben weltweit, in denen die Hightech-Systeme der niederländischen Firma Lely eingesetzt werden. In Werbevideos des Unternehmens dient der Milchbetrieb als Beispiel für das erfolgreiche Umsetzen einer Unternehmensstrategie, die auf Digitalisierung und Automatisierung setzt.

Acht Melkroboter stehen hier; jeweils zwei in jeder von vier Melkgruppen. Zu einer Melkgruppe gehören in Gnaschwitz 120 Milchkühe. Die knapp 600 Tiere – schließlich gibt es neben den Tieren in den Melkgruppen im Betrieb immer auch sogenannte Trockensteher, Jungtiere oder kranke Tiere, die zumindest zeitweise nicht gemolken werden – brauchen natürlich einen gigantischen Stall. Der steht seit 2013, ist ganze 192 Meter lang und 37 Meter breit. Er ist als Boxen-Laufstall mit Außenklima und freiem Kuhverkehr angelegt. Das heißt: Die Tiere können sich darin frei zwischen ihren Boxen und den Melkautomaten bewegen. Als Einstreu kommt in den Boxen Sand zum Einsatz. Wann die Kühe zum Melkroboter gehen, entscheiden sie selbst. Die Seitenwände des Stalls bestehen aus Planen, die elektrisch aufgerollt werden können, um die Frischluftzufuhr zu regulieren. Im Sommer bleiben sie geöffnet. Im Winter können sie teilweise geöffnet werden, oder geschlossen bleiben – je nach Wetterlage. Zu Wasser und Futter haben die Kühe dauerhaften Zugang. Automatische Futterschieber fahren im Stall umher und schieben das Futter im Mittelgang zwischen den Boxen an die Kühe heran. Die Futterration, die den Tieren vom Roboter vor ihre Fressplätze geschoben wird, besteht aus Gras-, Luzerne- und Maissilage sowie Stroh und Rapsschrot, Getreiden und zugesetzten Mineralstoffen. Durchschnittlich 2,7 Mal pro Tag machen sich die

Tiere auf den Weg von ihren Stand- und Liegeplätzen zu einem der Melkroboter. Dort erhalten sie zusätzlich und angepasst an die Leistung zwischen 1,5 und sieben Kilogramm Kraftfutter. Jede Kuh gibt durchschnittlich 32 Liter Milch pro Tag. Entmistet werden die Flächen im Stall durch Klappschieber, die an Seilen automatisch durch den Stall gezogen werden. Für den Betrieb des Stalls sind nur drei Arbeitskräfte nötig, die im Schichtbetrieb arbeiten. Zwei Personen arbeiten von sechs am Morgen bis drei Uhr nachmittags. Anschließend kümmert sich eine Person von vier bis 22 Uhr um das reibungslose Funktionieren der Technik.[55] Die Entscheidung zum Bau der beeindruckenden Anlage fiel im Jahr 2011. »Wir haben uns damals sehr schnell und sehr bewusst für Roboter entschieden, und nicht für ein Karussell, einfach weil wir sehr überzeugt waren vom System Roboter. Die Kühe können 24 Stunden am Tag melken gehen und einfach nur machen, was sie wollen. Der subjektive Faktor Mensch wird dabei zumindest beim Melkprozess nahezu ausgeschlossen«, erklärt Lisa Rußig, die Leiterin der Gnaschwitzer »Tierproduktion«, im Werbefilm des Roboterherstellers, bevor mittels Drohnenflug die gigantische Dimension der Milchviehhalle demonstriert wird. »Mit der Umstellung auf Roboter war es auch für uns so, dass wir uns im Herdenmanagement an bestimmte Zeiten halten mussten, also dass wir nicht den einen Tag in der Früh um sieben anfangen und am anderen mittags um zwölf. Wir brauchen gerade in so einem Großbetrieb bestimmte Strukturen im Herdenmanagement, wann wir welche Aufgaben erledigen. Wir haben dadurch für uns selber einen bestimmten Wochenrhythmus erarbeitet.« Managementstrukturen, der Arbeitsrhythmus und die einzelnen Tätigkeiten im Stall werden in einem so stark automatisierten Stall wie jenem in der Oberlausitz durch Kennzahlen und die unterschiedlichsten Messwerte bestimmt. Das verändert die Arbeit. Im Werbevideo werden die Veränderungen als Vorzüge beschrieben. »Seitdem wir hier im Stall mit den Robotern sind, ist auch für uns der Umgang mit den Tieren entspannter geworden. Die Kühe laufen nicht mehr weg, sondern bleiben in der Gruppe stehen und gucken, was man da macht. Das macht das Arbeiten eigentlich auch so schön, dass das Tier zu einem kommt und nicht immer nur wegläuft.« Mit der modernen Technik verändert sich auch der

Blick aufs Tier. »Wenn ich mir einen groben Überblick verschafft habe, schaue ich mir speziell die Eutergesundheits-Liste an und die Liste mit den kranken Tieren, um zu sehen: Welche Tiere sind auffällig, wen muss man sich besonders ansehen? Man sieht die Kühe hier mit anderen Augen. Das stimmt. Aber ich finde, man sieht sie sich viel genauer an«, erklärt die Produktionsleiterin. Die Listen, die sie meint, können die Beschäftigten in modernen, digitalisierten Milchviehbetrieben am Computer oder in einer Handy-App abrufen. Denn die Stalltechnik generiert ständig Daten über jedes einzelne Rind. Moderne Sensoren vermessen die Tiere und ihre Milch in einer Tour. So haben sich die Berufsbilder in der Milchviehhaltung in den vergangenen Jahren stark gewandelt. Und für Unternehmen, die sich auf die Digitalisierung und Automatisierung der Tierhaltung spezialisiert haben, gibt es einen großen Markt mit enormem Potenzial für die Optimierung von Produktionsabläufen. Wer sich heute einen modernen Melkroboter anschafft, trifft damit auch die Entscheidung für ein bestimmtes Software-Package, das die unterschiedlichsten Bereiche des Herdenmanagements abdeckt und die Landwirtinnen und Landwirte mit Daten versorgt. Das macht Betriebe und Betriebsabläufe für die Anbieter der Technik untereinander vergleichbar. Die aufwendig produzierten Imagefilme der Agrartechnik-Anbieter vermitteln den Milchbäuerinnen und Milchbauern ihre Zukunftsvision. »Ihr konstantes Streben nach Verbesserung bedeutet, dass Sie immer mehr Informationen benötigen. Sie helfen Ihnen, besser und schneller Entscheidungen zu treffen«, heißt es da über die digitale Zukunft der Milchviehhaltung. »Um alle notwendigen Informationen stets zur Hand zu haben, steigt die Anzahl der Sensoren in Milchbetrieben rapide. All diese Sensoren liefern enorme Datenmengen, und das nicht nur über Tiere, Pflanzen, Milch und Energie, sondern auch über andere Landwirte, Verarbeitungsbetriebe, Märkte und Verbraucher weltweit. Alles, was Sie sich vorstellen können. In der Zukunft werden sich die Betriebsleiter der Außenwelt immer mehr bewusst sein müssen, um strategische Entscheidungen zu treffen und profitabel zu arbeiten. Gleichzeitig müssen Sie Ihren Betrieb führen und Ihre wertvolle Zeit für die Dinge aufwenden, die am dringendsten sind, und nicht zuletzt, um Freude an der Landwirtschaft zu haben. Und genau hier wird Ihnen unser Managementsystem helfen. Mit Informationen, die Ihnen helfen, die besten Entscheidungen für Ihren Hof und Ihre betriebliche Strategie zu treffen. Durch die Nutzung von umfassenden Lenkungsmodellen und die Übernahme Ihrer standardmäßigen Betriebsprozesse auf der Grundlage von Anforderungen, Ergebnissen und Ihrem Feedback.«[56] Wer einen Kuhstall betritt, der auf dem neuesten Stand der Technik ist, wird mit einem Blick auf die Betriebssoftware darüber informiert, welche Kühe Aufmerksamkeit brauchen. Die Software teilt durch Icons und Symbole zum Beispiel mit, dass Kuh Nummer X ein Problem mit der Eutergesundheit am vorderen linken Euterviertel hat. Diese Information bezieht das System von Sensoren am Melkroboter, die den Milchdruck und die Milchmenge sowie ihre Temperatur, den Fettgehalt etc. für jede einzelne Kuh und Zitze messen. Der passende Behandlungsplan lässt sich via App auch gleich abrufen. Für eine andere Kuh verrät die App den geeigneten Besamungszeitpunkt, der näher rückt. Die App erinnert auch daran, dass das Tier zur Besamung termingerecht in einen separaten Teil des Laufstalls geführt werden muss. Fütterungspläne kann das Herdenmanagement-System ebenfalls für jedes einzelne Tier generieren. Und so erhält am Melkroboter jedes Tier eine für seine Bedürfnisse optimierte Kraftfutter-Ration. In etlichen Kuhställen haben digitale Systeme fürs Herdenmanagement schon Einzug gehalten. Und sie erleichtern den Arbeitsalltag vieler Landwirtinnen und Landwirte sowie ihrer Angestellten, genau wie digitale Systeme die Arbeit in anderen Branchen erleichtern. Das ist wohl auch nötig. Schließlich hat auch die Landwirtschaft ein Interesse daran, attraktive Berufe und Arbeitsplätze zu bieten. Stallarbeit wie vor Jahrzehnten möchten heute die wenigsten leisten, auch wenn Kritikerinnen und Kritiker das Verschwinden des Bäuerlichen aus der Landwirtschaft befürchten.

Im Jahr 2013 wurde auch in der Agrargesellschaft Ruppendorf, einem anderen sächsischen Großbetrieb, vom Melkkarussell auf Melkroboter umgestellt. Ganze 21 Stück kommen hier zum Einsatz, um täglich über 1000 Kühe zu melken. Der dortige Betriebsleiter Tobias Wagner schildert in einem weiteren Werbefilm zwei Gründe, die für den Betrieb von Melkrobotern sprechen, in denen die Kühe dann gemolken werden, wenn sie selbst es für richtig halten: »Die Impulse, auf Roboter umzustellen, waren eigentlich zwei. Zum einen war es schwierig, Mitarbeiter für das Melkkarussell zu bekommen. Und zum Zweiten sind wir vom freien Kuhverkehr mit der Einzelbox in der Gruppe überzeugt, und davon, dass das für die Kuh der richtige Weg ist.« Dass in immer mehr Betrieben Roboter die Melkarbeit übernehmen, hängt auch mit der sinkenden Attraktivität des Jobs als Melkerin oder Melker zusammen. Wer die Arbeit an einem Melkkarussell verrichtet, bei dem die Kühe sich auf einer kreisrunden Plattform befinden, steht unmittelbar hinter den Kühen und muss ihnen im Vorbeifahren die Melkgeschirre anlegen. Für die meisten Menschen ist es nicht unbedingt attraktiv, körperlich unter dem Hintern von Kühen zu arbeiten, und das auch noch früh am Morgen – eigentlich nachts. Auf diese Art und Weise erreicht der Fachkräftemangel auch die Landwirtschaft. Dennoch gibt es auch moderne Betriebe, die weiterhin auf das Melkkarussell statt auf Roboter setzen. Denn natürlich geht es bei der Frage nach dem Melksystem auch um Investitions- und Folgekosten. Jana Harms und Birgit Bruhs von der Landesforschungsanstalt für Landwirtschaft und Fischerei in Mecklenburg-Vorpommern haben 2018 berechnet, was das Melken in unterschiedlichen Systemen und mit unterschiedlichen Technologien kostet.[57] Dafür wurden mehrere Betriebe im nordöstlichsten deutschen Bundesland miteinander verglichen. Vier, in denen Roboter melken, und drei, in denen in Melkständen gemolken wird, also mit menschlichen Arbeitskräften. Schließlich, so schreiben die beiden Autorinnen, führten steigende Personalkosten und der Mangel an Fachkräften »in vielen Unternehmen zu der Überlegung, die körperlich anstrengende und zeitintensive Melkarbeit den automatischen Melksystemen zu überlassen«. Die Größe der miteinander verglichenen Milchbetriebe spiegelt die Struktur der Milchwirtschaft in Mecklenburg-Vorpommern wider. Der kleinste der Roboter-Betriebe hielt 259 Kühe, der größte 1174. Der kleinste Melkstand-Betrieb hielt 474, der größte 1246 Kühe. Um Vergleichbarkeit zwischen den unterschiedlichen Betrieben herzustellen, wurde mit einheitlichen Preisen für Strom, Wasser, Abwasserentsorgung und gleicher Entlohnung der Arbeiterinnen und Arbeiter gerechnet sowie mit einheitlichen Zinssätzen beim aufgebrachten Kapital für die Anschaffung bzw. Einrichtung der Melkstände und Roboter. Im Vergleich der Daten aus dem Betrieb der unterschiedlichen Systeme zeigte sich: Die Roboter brauchten weniger Wasser, allerdings war der Aufwand für Reparaturen und Instandhaltung höher. Außerdem verbrauchten sie mehr Strom. Mit steigendem Lohnniveau allerdings verbesserte sich auch ihre Wirtschaftlichkeit. »Die Attraktivität der Investition in Roboter steigt vor allem wegen des Fachkräftemangels. Die Melkkosten der Roboter sind mit denen herkömmlicher Melkstände vergleichbar. Der Unterschied zwischen den Roboterbetrieben und den Melkstandbetrieben betrug knapp 5 Cent je Melkung zugunsten der Roboter. Im Mittel kostete eine Melkung im Melkstand 57 Cent, im Roboter 52 Cent, wobei diese Differenz eher marginal ist und durch betriebsindividuelle Besonderheiten bestimmt wurde. Entscheidend sind letztendlich die Kosten je Kilogramm ermolkene Milch.« Und dabei kamen die Betriebe mit Melkrobotern in der Vergleichsstudie auf 4,45 Cent pro Kilogramm und die Betriebe, in denen im Melkstand gemolken wurde, auf 4,71 Cent pro Kilogramm. Im Fazit der Studie heißt es: »Automatische Melksysteme in Großbetrieben sind gleichauf im Melkkostenvergleich mit herkömmlichen Melkständen.« Wenn Roboter und Melkstand bei den Betriebskosten heute gleichauf sind, heißt das wohl auch, dass mittelfristig der Roboter weiter an Verbreitung in großen Milchbetrieben gewinnen wird. Sich preislich gegenüber den Alternativen durchzusetzen, dürfte schließlich im Interesse der Industrieunternehmen sein, die Melkroboter anbieten. Letztlich generieren sie durch den Vertrieb von Robotern auch langfristig Wertschöpfung, denn sie binden ihre Kundinnen und Kunden durch Serviceverträge und Ersatzteile an sich. So ist eine Entscheidung für ein Melksystem auch immer die Entscheidung für die langfristige Technologie eines bestimmten Roboter-Anbieters, dessen Apps in der Folge genutzt werden und zu dessen Datensammlung die Milchviehbetriebe als User der Technologie beitragen.

Bei der Frage, ob man den Weg der hohen Investitionen und technologischen Aufrüstung im Kuhstall gehen will, oder doch lieber extensiv Milch produzieren möchte, geht es um viele verschiedene Aspekte, aber irgendwie immer auch um eine ganz grundlegende

Einstellung zur Landwirtschaft. Zu dieser Feststellung sind auch Wissenschaftler am Geografischen Institut der Universität Zürich gekommen, die im Jahr 2010 herausfinden wollten, nach welchen Kriterien Bäuerinnen und Bauern sich zwischen Hochleistungs- und Vollweidestrategien entscheiden und positionieren.[58] Ivo Baur, Martin Dobricki und Markus Lips wollten die Motive und Einstellungen von Milchproduzentinnen und -produzenten in Bezug auf die beiden Fütterungsstrategien erfassen und führten dazu Diskussionen in sogenannten Fokusgruppen durch. Sprich: Sie diskutierten mit Bäuerinnen und Bauern, werteten die Diskussionen aus und stellten fest: »Es handelt sich um zwei komplett unterschiedliche Produktionsphilosophien.« Für die Bäuerinnen und Bauern, die eine Präferenz für die Hochleistungs-Milchviehhaltung äußerten, stand die produzierte Milchmenge im Vordergrund. Für jene, die eine Vollweidehaltung bevorzugten, die Ökoeffizienz. »Beiden Gruppen ist gemein, dass verschiedene Ziele gleichzeitig anvisiert werden: Neben ökonomischen und ökologischen Kriterien sind das Tierwohl und eine annehmbare Arbeitsbelastung von Bedeutung bei der Festlegung der Fütterungsstrategie, was die Komplexität der Betriebsführung eindrücklich widerspiegelt. Insofern kann man nur von einem beschränkten ökonomischen Maximierungsverhalten sprechen, das heißt, die Milchproduzentinnen und -produzenten entscheiden sich nicht zwingend für die wirtschaftlich interessanteste Fütterungsstrategie. Vielmehr geht es darum, die Fütterungsstrategie zu finden, die den eigenen Präferenzen für Gewinn, Milchmenge, Umwelt- und Tierschutz am besten entspricht.«

Wer auf der Wieselburger Messe all die auf Hochglanz polierte Agrartechnik bestaunt, die hier inszeniert wird wie Autos oder teures Sportgerät und doch dafür entwickelt wurde, früher oder später verschmiert mit Exkrementen in einem Stall ihren Dienst zu tun, bekommt eine Vorstellung davon, was für eine kostspielige Materialschlacht die Landwirtschaft heute ist. Eine Low-Input-Strategie ist dabei in aller Regel mit geringeren Investitionskosten verbunden, als eine High-Output-Strategie. Allein ein einzelner moderner Melkroboter kann schnell einmal 150000 Euro kosten. Das Fachmagazin »agrarheute« hat seinen Leserinnen und Lesern im März 2017 vorgerechnet, was die Errichtung eines Boxen-Laufstalls für Milchkühe kostet.[59] Für das Grundgerüst aus Holz mit einem von Faserzement-Wellplatten bedeckten Dach werden pro Kubikmeter 19 Euro veranschlagt. In diesem ungefähren Preis enthalten sind auch Tore, die Wände aus Planen an den Stallseiten und ein offener Dachfirst. Als Faustregel nennt »agrarheute« pro Kuhplatz im Boxen-Laufstall einen Errichtungspreis von 4300 Euro – ohne Melktechnik. Für die werden pro Tier noch einmal 4300 Euro veranschlagt. Allerdings verringere sich der Preis mit steigender Tierzahl. Wer seinen Betrieb modernisieren möchte, muss dafür tief in die Tasche greifen. Und damit sich das lohnt, ist die Modernisierung meistens auch mit einer Erweiterung der Tierbestände und Milchmengen verbunden. Ein Milchbetrieb, der einmal begonnen hat, seine Wertschöpfung auf der Output-Seite zu optimieren, kann damit nur schwer wieder aufhören. Wer einmal wächst, wächst deshalb weiter. Sich auf diesen Wachstumsdruck bewusst einzulassen, ist eine weitreichende betriebliche Entscheidung, die aus Bäuerinnen und Bauern Fabrikbetreiberinnen und -betreiber macht. Das muss man nicht mögen. Man muss darin allerdings auch nicht jene moralische Verwerflichkeit sehen, die Agrardebatten häufig bestimmt. Schließlich ist die Entwicklung eine, die zig andere Branchen ebenfalls hinter sich haben oder gerade erleben. Dass sie der Landwirtschaft so häufig vorgeworfen wird, zeigt, dass an sie Ansprüche gestellt werden, die weitaus weiter reichen, als einfach nur Lebensmittel zu produzieren.

# 05 Milchorte

## Bauernhof ist nicht gleich Bauernhof

Wie es auf einem Bauernhof – oder vielleicht besser: einem Ort, an dem Milch produziert wird – aussieht, ist eine Frage der Haltung. Vier Typen von Milchviehhaltung lassen sich grob unterscheiden. Das sind die reine Stallhaltung, die Stallhaltung mit Außenklima, die Stallhaltung mit Auslauf und die Stallhaltung mit Zugang zur Weide. Dazwischen gibt es natürlich auch Mischformen, Spezialformen und individuelle Haltungssysteme, die einzelne Landwirtinnen und Landwirte teils erfolgreich praktizieren. Doch der Großteil der Milchviehbetriebe lässt sich einem der genannten vier Haltungssysteme zuordnen. Sie dominieren die Rinderhaltung nicht nur in Europa, sondern auch international. Die Unterscheidung ist im Grunde simpel. Milchkühe, die in reiner Stallhaltung leben, verlassen ihren Stall so gut wie nie. Ihre Atemluft gelangt über eine Lüftungsanlage in den Stall. Licht fällt durch Fenster oder lichtdurchlässige Deckenelemente ins Stallinnere. Die Tiere können sich im Stall frei bewegen. Denn die Anbindehaltung, wie man sie von früher noch kennt und bei der die Tiere einen festen Standplatz haben, den sie kaum verlassen können, ist ein Auslaufmodell, das immer seltener eingesetzt wird, und inzwischen vor allem in älteren und kleinen Kuhställen zu finden ist. Die Anbindehaltung wird im wahrsten Sinne des Wortes zum No-Go. Der Kuhstall mit Außenklima ähnelt der Stallform mit Belüftungsanlage, allerdings ist seine Bauweise eine leichtere, offenere. Wer an einem Kuhstall mit Außenklima vorbeikommt, der kann die Tiere sehen, und die Tiere können nach draußen schauen. Ist es draußen kalt, ist es auch im Stall eher kühl. Wenn es stürmisch wird, bekommen die Tiere das hautnah mit, und auch Regen wird vom Wind schon einmal bis in den Stall geweht. Verfügt ein Stall über Auslauf, bedeutet das, dass für die Rinder die Möglichkeit besteht, ihren Stall zu verlassen und sich in einem eingezäunten Bereich die Beine zu vertreten. Dieser Bereich muss nicht groß sein, und manchmal stehen die Kühe auch hier auf einem Spaltenboden, bei dem ihre Ausscheidungen in eine Sammelgrube fallen. In vielen modernen Kuhställen verbringt das Vieh den Großteil der Zeit auf Spaltenböden. Allerdings ist schon seit 2001 EU-weit vorgeschrieben, dass dort, wo sich die Kälber aufhalten, die Liegeflächen eingestreut werden müssen. Im Sommer sind dafür besonders Holzspäne geeignet, während im Winter besser Stroh zum Einsatz kommt. Die Späne bedecken weniger Körperfläche der Kälber, sodass ihre Körperwärme besser abgeführt werden kann, um Hitzestress vorzubeugen. Im Winter sorgt Stroh für wohlige Wärme, wenn die Beine der Kälber im Liegen vollständig mit den Halmen bedeckt sind. Das vierte Haltungssystem, und jenes, das der durch die Milchmotive der Werbung verbreiteten Vorstellung von Milchviehhaltung wohl am ehesten entspricht, ist die Weidehaltung. Das Milchvieh verbringt dabei die meiste Zeit auf der Weide. In der ökologischen Landwirtschaft ist diese Form der Haltung vorgeschrieben. Konkret bedeutet Weidehaltung, dass die Tiere einen dauerhaften Zugang zu Grünland haben müssen. Hier können die Milchviehherden arteigene Verhaltensweisen ausleben, der natürliche Untergrund bekommt ihren Klauen gut und die Tiere haben ausreichend Platz zum Herumlaufen oder auch beim Aufstehen und Hinlegen. Fressen können die Tiere auf der Weide natürlich auch. Ein gesundes Maß an Bewegung kommt Milchkühen ebenso zugute wie Menschen. Es sind die Kühe selbst, die es auf die Weide zieht. An der Universität von British Columbia im kanadischen Vancouver wurde das im Jahr 2017 in einem Experiment festgestellt. Darin haben die Forscherinnen und Forscher Gatter zur Weide mit Gewichten beschwert. Um zum Grünland zu gelangen, mussten die Tiere mehr Kraft aufwenden als üblich. Das hielt sie allerdings nicht davon ab, das Gatter mit aller Kraft zu öffnen, um ins Freie zu kommen. Kraft aufzuwenden, um im Gegenzug etwas zu erhalten, sind viele Kühe in der Milchviehhaltung gewohnt. Denn auch in modernen Melkautomaten, in denen die Tiere nach dem

Melken auch ihre Kraftfutter-Ration erhalten, müssen sie Kraft aufwenden, um an ihr Futter zu gelangen. Und Tränken, bei denen Kühe selbst die Pumpe betätigen müssen, gibt es schon seit langer Zeit. Die Autorinnen und Autoren der kanadischen Studie, die im renommierten Journal »Nature« veröffentlicht wurde, stellten fest, dass die Kühe bereit waren, für den Zugang zur Weide genauso viel Kraft aufzuwenden wie für den Futterzugang. Daraus folgerten sie: Die Kühe sind hochmotiviert, etwas für ihre Bewegung zu tun und sich im Freien aufzuhalten.[60] Das leuchtet auch vielen Verbraucherinnen und Verbrauchern ein, die Milch und Milchprodukte, die das Label »Weidehaltung« tragen, immer stärker nachfragen. Allerdings scheinen die tiergesundheitlichen Vorteile der Weidehaltung nicht ganz so eindeutig zu sein, wie viele Milch-Konsumentinnen und -Konsumenten annehmen. Darauf deuten die Ergebnisse einer anderen Studie hin. Dafür haben Forscherinnen und Forscher am Thünen-Institut für Ökologischen Landbau im Örtchen Trenthorst in der Nähe von Lübeck Daten zur Kuhgesundheit aus 124 deutschen Bio-Milchviehbetrieben ausgewertet und sie mit Daten aus Betrieben verglichen, in denen die Tiere das ganze Jahr über im Stall mit Laufhof gehalten werden. »Die Auswertungen ergaben keine eindeutige Abhängigkeit der Tiergesundheit von der Weidefunktion, dem Weideausmaß bzw. der Einhaltung der ›Weidemilch‹-Kriterien«, schreiben die Autorinnen und Autoren der Studie. Es konnte zwar festgestellt werden, dass die auf der Weide gehaltenen Tiere seltener unter Lahmheit und Gelenkschäden litten, insgesamt aber komme es bei der Tiergesundheit und beim Tierwohl weniger auf den Weidezugang als auf das Herden-Management an. Auch Kühe, die im Stall gehalten werden, können bei guten Haltungsbedingungen sehr gesunde Tiere sein.[61]

Dass die Erwartungen der Konsumentinnen und Konsumenten an die Milchviehhaltung sich nicht unbedingt streng an den Erkenntnissen der Nutztier-Wissenschaft orientieren, liegt auf der Hand. Wie deren Erwartungen an die Haltung genau aussehen, dem wurde in einem Projekt des Social Labs der Universität Göttingen nachgegangen. Konkret wollten die Göttinger Wissenschaftlerinnen und Wissenschaftler wissen, welche Formen der Tierhaltung unter Konsumentinnen und Konsumenten wie anerkannt sind, welche als legitim und welche als unzureichend wahrgenommen werden. Eine der Autorinnen der Studie ist Winnie Sonntag. Lassen sich die Erwartungen der Konsumentinnen und Konsumenten an die Milchviehhaltung auf eine einfache Formel bringen? »Ja«, erklärt die promovierte Agrarökonomin, »es gibt tatsächlich so etwas wie eine Formel, die allerdings abstrakt ist. Die Bürger setzen gesunde Tiere mit gesunden Produkten gleich. Das heißt: Wenn es Tieren gut geht, wenn sie gut gehalten und ernährt werden und sich gut um sie gekümmert wird, dann halten die Verbraucher deren Produkte auch für gesund für den Menschen.« Dass Produkte von weniger gut gehaltenen Tieren für den Menschen auch weniger gesund sind, scheint für viele Verbraucherinnen und Verbraucher ebenfalls zu gelten. »Im Umkehrschluss bedeutet das, dass die Verbraucher annehmen, dass Tiere, die schlecht gehalten werden, unter Haltungsbedingungen, die nicht den Bedürfnissen der Tiere entsprechen, ungesunde oder gesundheitsschädliche Produkte liefern. Sogar der gute Geschmack von Produkten wird von den Verbrauchern mit einem guten Haltungssystem assoziiert.« Um das in Erfahrung zu bringen, haben die Göttinger Forscher eine breit angelegte, qualitative Studie unter deutschen Verbraucherinnen und Verbrauchern durchgeführt. Die vier verbreitetsten Haltungssysteme wurden darin von den Befragten nach unterschiedlichen Kriterien bewertet. 70 Prozent der Befragten stimmten der These zu, dass es Tieren auf der Weide an nichts fehle. Nur 26 Prozent stimmten der These zu, dass das bei Tieren im Stall mit Auslauf ebenso der Fall sei. Beim Stall mit Außenklima glaubten sogar nur 13 Prozent, in diesem Haltungssystem fehle es den Tieren an nichts. Es scheint also eine deutliche Präferenz der Verbraucherinnen und Verbraucher für die Weidehaltung zu geben. Die Milchorte, die sie sich wünschen, liegen im Freien.

Bei der Auswertung der Ergebnisse von Interviews und Gruppendiskussionen überraschte es Agrarwissenschaftlerin Sonntag, dass in der öffentlichen Wahrnehmung ein enger Zusammenhang zwischen Milchviehhaltung, die sich am Tierwohl orientiert, und der Qualität der Milchprodukte besteht: »Für den Zusammenhang zwischen der Art der Tierhaltung und den Gesundheitsaspekten der Produkte gibt es eigentlich keinen fachlichen Nachweis. Es gibt verschiedene Studien, die untersucht haben, ob beispielsweise Bio-

Produkte gesünder sind als konventionell erzeugte Produkte. Aber genau genommen gibt es da keinen messbaren Unterschied, bis auf die Tatsache, dass Biomilch etwas mehr Omega-3-Fette enthält.« In Gruppendiskussionen stellte sich heraus, dass sich die Vermutung, dass am Tierwohl orientierte Haltung auch zu gesünderen Produkten führe, auch gar nicht auf wissenschaftliche Belege stützt. Den Wunsch der Verbraucherinnen und Verbraucher nach mehr Tierwohl in der Milchproduktion erklärt Winnie Sonntag als eine Frage des Wertesystems: »Der Wunsch nach Tierwohl ist ethisch motiviert. Die Verbraucher sehen Tierhalter in der Verantwortung, es den Tieren gut gehen zu lassen. Dahinter steckt ein altruistisches Motiv, nämlich dass gut hergestellte Produkte auch mir selbst als Verbraucher guttun.« Das ist nicht unschlüssig, nur werden dabei unterschiedliche Faktoren miteinander vermengt und bisweilen auch flexible, moralische Maßstäbe angelegt. Besonders deutlich wird das beim Thema Schlachtung. Tieren Leid zuzufügen, ist für die meisten Menschen eher nicht akzeptabel. »Für die deutliche Mehrheit ist es aber dann akzeptabel, wenn die Tiere vor ihrer Schlachtung gut gehalten werden. Die Verbraucher gehen hier mit den Tieren eine Art Deal ein.« Worin dieser Deal besteht, also was die Verbraucherinnen und Verbraucher als gute Tierhaltung erachten, wollten die Göttinger Wissenschaftler ebenfalls wissen. Ganz oben auf der Prioritätenliste stand dabei für viele der Befragten das Thema Freilandhaltung. Auch Tageslicht im Stall ist vielen wichtig. Beim Thema Fütterung legt ein großer Teil der befragten deutschen Milchkonsumenten Wert darauf, dass die Tiere nicht Unmengen von Gras und Kraftfutter in sich hineinstopfen, um die Milchleistung über die Belastungsgrenze hinweg zu erhöhen. Tiere sollen als lebendige »Mitgeschöpfe« betrachtet werden, folgert Agrarökonomin Sonntag aus dem, was die Studienteilnehmenden ihr und ihren Kolleginnen und Kollegen erzählten: »Dass es eine fürsorgliche Betreuung gibt und dass sie nicht nur als Produktionsfaktor behandelt werden, ist vielen Verbrauchern extrem wichtig. Der Aspekt des Kümmerns müsste von der Landwirtschaft bestimmt noch besser transportiert werden, könnte man daraus schlussfolgern.« Ob es ausreicht, den fürsorglichen Aspekt besser zu vermitteln, oder ob die Haltung tatsächlich verbesserungswürdig ist, darüber gehen die

Meinungen auch innerhalb der Milchwirtschaft auseinander. Jeder europäischen Kuh den Zugang zu Freiland zu ermöglichen, wie es sich ein großer Anteil der Verbraucher wünscht, davon ist die Landwirtschaft weit entfernt. Für Winnie Sonntag und viele Milchbäuerinnen und Milchbauern muss das auch gar nicht das Ziel bei der Weiterentwicklung der Milchproduktion sein. »Es ist aus fachlicher Sicht für die Kühe gut, in einem Boxen-Laufstall gehalten zu werden. Das kann für das Tierwohl bereits ein gutes Haltungskonzept sein, selbst wenn es keinen Auslauf gibt und die Tiere nicht auf die Weide kommen. Aber das sehen die Verbraucher anders. Was aus fachlicher Sicht tierwohlgerecht ist, reicht aus Verbrauchersicht nicht aus. Und das finde ich erschreckend oder zumindest überraschend«, erklärt Sonntag. Unterm Strich lässt sich aus der Studie herauslesen, dass ein Großteil der Verbraucherinnen und Verbraucher den Milchkühen einfach mehr Platz wünscht. »Wenn man einmal guckt, welche Themen es sind, die Verbraucher kritisieren, gibt es dazu verschiedene nationale und internationale Studien, bei denen sehr deutlich wird, dass das Thema Platzangebot immer wieder eine Rolle spielt, und die zeigen, dass Verbraucher in modernen Haltungssystemen gestresste und leidende Tiere vermuten. Das führt dazu, dass es den Tieren in der Haltung, die wir im Moment haben, aus Verbrauchersicht nicht gut geht und dass die Anforderungen nicht erfüllt werden. Die Ansprüche an die Haltungsbedingungen steigen zunehmend«. In der Vergangenheit habe das Verlangen der Menschen nach mehr Platz für die Tiere vor allem die Haltung von Schweinen und Geflügel betroffen. »Wir sehen aber momentan einen Trend, dass die Milchviehhaltung zunehmend von Kritik betroffen ist. Es wird in den Medien immer präsenter, dass die Milchviehhaltung das schöne Image, das sie lange hatte, verliert.« In der Studie selbst liest sich das so: »Die Milchviehhaltung ist nicht unumstritten. Im Vordergrund der Kritik steht vor allem das unzureichende Platzangebot, die seltene Weidehaltung, der hohe Einsatz von Kraftfutter zur Optimierung der Milchleistung sowie die vermutete prophylaktische Gabe von Medikamenten und schließlich das betäubungslose Enthornen der Kälber.« Die Wissenschaftlerinnen und Wissenschaftler sehen allerdings auch Hinweise darauf, dass Bürger die Milchviehhaltung nicht gänzlich einseitig bewerten: »So wird der heutzutage hohe hygienische Standard in als ›modern‹ bezeichneten Betrieben durchaus befürwortet, während gleichzeitig der Wunsch nach ›traditionellen‹ Betrieben besteht.«[62]

Boxen-Laufställe nennt man die Art von Stall, in der heute die meisten Kühe gehalten werden. Teilweise mit Auslauf im Freien, in vielen Betrieben aber auch ohne Auslauf. Manchmal mit Außenklima, manchmal in eher geschlossenen Räumen. In der konventionellen Landwirtschaft gilt der Laufstall als das Haltungssystem, das Tierwohl und ökonomische Vorteile am besten miteinander kombiniert. Und das bedeutet natürlich auch: am effizientesten.

Vielen Menschen – das zeigt die Göttinger Studie – gilt die Freilandhaltung auf der Weide als das Nonplusultra der Kuhhaltung. Das gilt nicht nur für Verbraucherinnen und Verbraucher, die in der Weidehaltung jene Haltungsart glücklicher Kühe sehen, die sie vom Bild auf Milchverpackungen und aus der Werbung kennen. Auch wer als Milchbäuerin oder Milchbauer über die passende Fläche verfügt, kann durchaus von der Weidehaltung profitieren und ihre Vorteile klar erkennen. Tiere, die einfach auf der Weide spazieren gehen und fressen, helfen schließlich Futterkosten sparen und manchmal sogar Arbeitszeit. In der Bio-Milchviehhaltung ist die Weidehaltung längst vorgeschriebener Standard. Es ist allerdings nicht so, als hätte nicht auch die Weidehaltung ein paar Nachteile. Der größte ökonomische Nachteil scheint auf der Hand zu liegen: Weidehaltung ist sehr flächenintensiv. Wer zwar Milchvieh, aber kein Grünland besitzt, dem dürfte das steigende Verlangen des Markts nach Weidemilch Sorgen bereiten. Doch auch mit dem Blick auf die Tiergesundheit ergeben sich Kritikpunkte. Schließlich sind Tiere, die ständig der Witterung ausgesetzt sind, auch allen möglichen Krankheitserregern ausgesetzt. Und die können wiederum zu Einbußen bei der Milchleistung führen. Was in Diskussionen über die Weidehaltung außerdem oft angemerkt wird, ist, dass Tiere, die auf der Weide stehen, schwieriger zu beobachten sind, als Herden im Stall. So können Krankheiten oder Verletzungen bei einzelnen Tieren länger unbemerkt bleiben.

Wird es in Zukunft mehr Milchkühe geben, die im Freien herumlaufen, weil die Verbraucherinnen und Verbraucher sich mehr Weidemilch wünschen? Vermutlich schon. Denn die Landwirtschaft wäre schlecht beraten, auf die Nachfrage nicht zu reagieren. Alle Kühe auf die Weide zu schicken, bleibt in vielen Gegenden wohl dennoch unrealistisch. »Die Landwirtschaft könnte die Weidehaltung mit Sicherheit noch ausbauen«, ist Winnie Sonntag überzeugt. »Aber es wird wohl nicht gelingen, jeder Kuh Weidezugang zu ermöglichen. Das ist schlicht und ergreifend nicht möglich. Nichtsdestotrotz heißt das ja nicht, dass man nicht versuchen sollte, die Weidehaltung auszubauen, dort wo es möglich ist. Aber es geht eben nicht überall. Dafür produzieren wir einfach zu viel Milch und dafür halten wir einfach zu viele Kühe.« Das gilt nicht überall in Europa gleichermaßen. In Irland zum Beispiel, wo auch sehr viel Milch produziert wird, die in verarbeiteter Form ja auch in Deutschland und Österreich prominent beworben wird, kommen die Kühe fast das ganze Jahr über auf die Weide. Weideperioden von bis zu zehn Monaten im Jahr sind dort nicht ungewöhnlich. Der EU-Staat ist schließlich auch als »Grüne Insel« bekannt.

Sehr unterschiedlich sehen sie aus, die Orte, an denen Milchvieh gehalten wird. Ein gemeinsamer Trend ist allerdings recht eindeutig zu erkennen: Man trifft dort auf immer mehr Kühe. Milchviehhalterinnen und -Halter in Österreich hielten noch im Jahr 2000 durchschnittlich zehn Kühe. 15 Jahre später waren es durchschnittlich bereits acht mehr.[63] In Deutschland stieg die durchschnittliche Anzahl der Kühe in den Betrieben von 33 auf 64 Tiere.[64] Die Unterschiede bei den durchschnittlichen Herdengrößen sind von Bundesland zu Bundesland jedoch gewaltig. Die kleinsten Milchkuh-Herden stehen in bayrischen Betrieben. Hier werden im Schnitt 37 Tiere gehalten. Im Nachbarland Baden-Württemberg sind es fünf mehr. Je weiter man nach Nordosten kommt, desto größer sind die Milchviehherden. Die Milchviehbetriebe in Sachsen halten durchschnittlich 143 Tiere, in Thüringen 175. In Sachsen-Anhalt stehen durchschnittlich 206 Kühe in einem Betrieb. In Brandenburg ist eine durchschnittliche Milchkuh-Herde 226 Tiere groß, in Mecklenburg-Vorpommern 224. In den drei letztgenannten Bundesländern halten jeweils über die Hälfte der Betriebe mehr als 100 Kühe. Dass die Betriebe im Osten Deutschlands vergleichsweise riesig sind, hat geschichtliche Gründe. Die Landwirtschaft der sozialistischen DDR setzte hier vier Jahrzehnte lang auf die Zusammenfassung von Betrieben in Landwirtschaftlichen Produktionsgenossenschaften, den LPGs. Viele dieser Großbetriebe wurden nach der Wiedervereinigung privatisiert und werden bis heute weitergeführt. In Bayern erreichen gerade einmal vier Prozent der Milchbetriebe eine Größe von mehr als 100 Tieren. Die Milchviehbetriebe im einwohnerstärksten Bundesland Nordrhein-Westfalen halten durchschnittlich 66 Kühe und kommen dem bundesdeutschen Durchschnitt damit am nächsten.[65]

Norwich Rüße, der Abgeordnete der Grünen im Landtag von Nordrhein-Westfalen, der seinen eigenen Milchviehbetrieb im Münsterland vor Jahren auf die Zucht von Mutterkühen umgestellt hat, hat eine klare Vorstellung davon, wohin sich die Milchwirtschaft in Deutschland und Europa momentan entwickelt: »Wenn man nichts ändert, wird der Weg einfach so weitergehen wie bisher. Der Strukturwandel wird weiter fortschreiten und so ablaufen, dass Betriebe unter 100 Kühen eine Rarität werden und dass durchschnittliche Betriebe wahrscheinlich 250 Kühe haben werden.« Das Problem, das Kritiker wie Rüße in der Entwicklung hin zu immer größeren Milchviehbetrieben sehen, hat auch mit der Resilienz der Betriebe zu tun. Das zeigte eindrücklich der Sommer 2018, der in weiten Teilen Deutschlands, in den Niederlanden, in Polen und Skandinavien einer der trockensten seit vielen Jahren war. Besonders große Milchbetriebe mit Hunderten von Rindern erwiesen sich während der wochenlangen Hitzeperiode als krisenanfällig. Schließlich müssen Großbetriebe enorme Futtermengen bevorraten. Bei großer Dürre gelingt das nur durch den Zukauf von Futter. Auch der mächtige Deutsche Bauernverband stieß da an seine Grenzen und konnte gegen das trockene Wetter nur wenig politischen Einfluss geltend machen. Milchviehhalter mussten ihre Bestände abbauen, wodurch der Markt für Schlachtkühe unter Druck geriet. Binnen eines Monats sank der Wert von Schlachtrindern um elf Prozent. Und auch die Milchleistung litt unter der trockenen Hitze. Durch Hitzestress nimmt bei Kühen die Milchmenge ab und der Gehalt an Eiweiß und Fett in der Milch verringert sich. Im Osten Deutschlands ging die Menge der an die Molkereien gelieferten Milch im Vergleich zum Vorjahr im Sommer 2018 um ein Zehntel zurück.[66] Norwich Rüße hat im Hitzesommer 2018 neue

Probleme der Landwirtschaft kennengelernt. Denn den Umgang mit Futterengpässen hat er selbst noch anders in Erinnerung. »Der klassische Austausch, die Nachbarschaftshilfe unter Kollegen, wie es sie früher oft gab, wird immer schwieriger, denn die großen Betriebe bilden keine Futterreserven mehr. Mein Vater hat immer gesagt: ›Wenn ich nicht Futter für vier Monate im Voraus vor mir herschiebe, dann kann ich nicht ruhig schlafen‹«, erzählt er. »Das läuft heute anders. Die Großbetriebe kalkulieren ihre jährliche Maissilage bis zur Ernte Ende September oder Anfang Oktober. Dann wird Mais gehäckselt, dann gibt es neues Futter und es geht weiter. Das ist alles total auf Kante genäht. Da gibt es kaum Spielraum, um die jahreszeitlichen Schwankungen ohne Engpässe zu überstehen.« Den Betreibern europäischer Milchviehgroßbetriebe geht es da nicht anders als den Kollegen auf den exportorientierten *cattle farms* in Neuseeland.

Dass die durchschnittlichen Herdengrößen wachsen, wäre ohne technologischen Fortschritt kaum denkbar. Durch ihn verändert sich nicht nur das Berufsbild der Milchbäuerinnen und Milchbauern, sondern auch der landwirtschaftliche Betrieb als Produktionsort. Ein Milchviehhalter, der diesen Wandel unterhaltsam und informativ vermittelt, ist der Milchbauer und Twitter-User @ fuxmux aus Salzburg, der eigentlich Franz Fuchs heißt. Er rechnet auf Twitter vor, wie viel Zeit ihm sein neuer Melkroboter ersparen soll. »Apropos Zukunft & Landwirtschaft: Der LaWi wird oft wenig Innovationsfreude nachgesagt – stimmt so nicht. Erste Melkroboter / Autom. Melksysteme (AMS) kamen ~2001 auf den Markt, weniger als 15 Jahre später stellen diese mehr als 50 % der Melksysteme bei Stall(neu)bauten (in Bayern)«, twittert er im September 2018. »Arbeitersparnis enorm, grade bei Familienbetrieben gewinnt Beruf an Attraktivität. Nebeneffekte: AMS hat enge Nutzungselastizität (50–65 Kühe) – kleinere Betriebe müssen wachsen, größere verdoppeln. Nach 15 J. 24x7 Betrieb muss 150 000 Euro AMS abbezahlt sein, weil dann neuer nötig.« Der Buchstaben sparende Schreibstil bei Twitter scheint den Effizienzgedanken zu unterstreichen, den @fuxmux seinen Followern erklärt: »Bsp bei uns: Im (zu kleinen) Melkstand dauert es mit einer Person 2x3 h an 365 Tagen im Jahr, bis alle Tiere gemolken sind. Mit AMS hoffe ich reine Melkarbeit auf ca 2x0,45h reduzieren zu können (ohne Herdenmanagement). Das sind über 1800h eingesparte Arbeitszeit jährlich …« Kuhställe ohne moderne Melk- und Fütterungstechnik gibt es inzwischen nur noch selten. Denn eine Rechnung, wie jene des Salzburger Milchbauern auf Twitter, haben inzwischen sehr viele Landwirtinnen und Landwirte angestellt.

## Weitermachen bedeutet investieren

Wie Melkroboter und andere Symptome von Modernisierung und Strukturwandel die Orte der Milchproduktion verändern, hat die Kultur- und Sozialanthropologin Katharina Duchaczek vor einigen Jahren anhand von Milchviehbetrieben im oberösterreichischen St. Georgen am Walde untersucht.[67] »Für viele St. Georgener Bäuerinnen und Bauern sind ihr Hof und ihr Vieh wesentliche Teile, wenn nicht die Grundlage ihrer Identität«, stellte Duchaczek damals in einer Reihe von Gesprächen mit Bäuerinnen und Bauern fest. Diese Identität zu bewahren, sei das Ziel jeder nachfolgenden, bäuerlichen Generation. »Im Rahmen des Generationswechsels tritt die Bedeutung des Hofes und der Fortsetzung des Familienerbes für die nächste Generation zu Tage. Einerseits ist bei der jüngeren Generation noch eine starke Verpflichtung oder ein Bedürfnis vorhanden, den Betrieb weiterzuführen, anderseits erfolgt dies nicht mehr um jeden Preis.« Dadurch ergebe sich das Potenzial für Konflikte innerhalb bäuerlicher Familien rund um die Übergabe des Hofes an die nächste Generation. Als Hauptursache für Konflikte machte Duchaczek den Modernisierungsdruck durch Industrialisierung und Globalisierung der Landwirtschaft aus, aber auch durch neue umweltbezogene Regulierungen. »In St. Georgen wird das Milchvieh großteils in Anbindeställen gehalten. Diese Haltungsform stellt nach der neuen Tierverordnungsrichtlinie der EU keine artgerechte Tierhaltung mehr dar und ist seit 2012 verboten. Um den Richtlinien weiter entsprechen zu können, müssen BetriebsleiterInnen in ihren Hof investieren. Investitionen sind jedoch mit einem hohen

Kapitalaufwand verbunden, welcher die Entscheidung für diese Veränderungen erschwert. Unter einer gewissen Betriebsgröße können sich arbeitserleichternde Maschinen wie Melkroboter nie amortisieren. BetriebsleiterInnen müssen sich also entscheiden, ob sie diese Investitionen tätigen wollen oder nicht. Die Alternative zu den Investitionen ist die Aufgabe der Milchviehhaltung oder die schrittweise Einstellung der Bewirtschaftung. Soll ein Betrieb erhalten bleiben, besteht der Zwang, ihn zu verbessern.« Diese Verbesserungen bedeuten ganz konkret technologischen Fortschritt. In St. Georgen am Walde wie anderswo wird dieser von den meisten Landwirtinnen und Landwirten als einzige Möglichkeit betrachtet, mit der ökonomischen Entwicklung der Landwirtschaft Schritt zu halten. Eine Alternative dazu ist immer auch die Hofaufgabe. Der Druck, den eigenen Betrieb zu schließen, betrifft Landwirtinnen und Landwirte genauso wie Unternehmerinnen und Unternehmer in anderen Branchen auch. In Zeiten schwankender Milchpreise geraten viele Milchviehhalterinnen und -halter ins Grübeln. Macht es mehr Sinn, auf Zeiten konstant hoher Milchpreise zu setzen und weiter in den eigenen Betrieb zu investieren? Oder gibt man einfach die Milchviehhaltung auf?

Agrarpolitiker Norwich Rüße sieht in den letzten Jahren vor allem, dass sich immer weniger Landwirtinnen und Landwirte darauf verlassen, dass die Milchpreise konstant auf hohem Niveau bleiben: »Klar, es gibt dieses Auf und Ab beim Milchpreis. Aber wenn man sich die Entwicklung im Verlauf der Jahre genau ansieht, dann stellt man fest, dass die Aufs immer von relativ kurzer Dauer sind und dass sich die Abs etwas länger halten. Das ist nicht ausgewogen. Von daher glaube ich, dass das Milchpreis-Thema natürlich noch lange aktuell bleiben wird. Nur: Die Bauern werden kontinuierlich weniger. Was der Bundesverband deutscher Milchviehhalter früher an Protesten gemacht hat, zum Beispiel mit Bäuerinnen und Bauern bis hin zum Bundeskanzleramt zu gehen, dazu wäre er heute gar nicht mehr in der Lage, weil wahrscheinlich jeder Vierte der Landwirte, die damals dabei waren, heute gar keine Milch mehr erzeugt.« Dafür, dass so viele Betriebe aufgegeben werden, gebe es allerdings auch Gründe, die außerhalb der Milchwirtschaft zu suchen sind. »Man muss sich eines vergegenwärtigen: Die Bauern von heute sind zum Großteil nicht mehr gezwungen, weiter Landwirtschaft zu betreiben. Wenn man junger Landwirt ist, dann ist man heute nicht – wie vielleicht noch in den 1980er Jahren, als man schwer Arbeit fand – darauf angewiesen, einen landwirtschaftlichen Betrieb weiterzuführen. Denn in fast allen Regionen Deutschlands findet man heute einen anderen Job. Das erleichtert natürlich den Ausstieg aus der Landwirtschaft. Selbst Landwirte, die um die 50 sind, können heute sagen: ›Ich suche mir einen anderen Job.‹ Im Rahmen der aktuellen Hochkonjunktur beschleunigt natürlich auch dieser Umstand die Zahl der Hofaufgaben. Landwirte denken ja in aller Regel eher langfristig. Und die langfristige Sicherheit in der Landwirtschaft ist im Moment kaum gegeben. Es gibt natürlich Landwirte, denen das egal ist, die auf jeden Fall weitermachen wollen und bereit sind, dafür zu investieren. Aber wer genauer darüber nachdenkt und nüchtern betrachtet, wie viel Geld man in die Hand nehmen muss und welche finanzielle Belastung es mittelfristig bedeutet, als Betrieb weitermachen zu können, der kommt natürlich häufig zum Schluss: ›Nein danke, das tu ich mir nicht an.‹ Da ist die Rendite am Schluss häufig zu gering, im Verhältnis zu dem, was an Kapital einzusetzen wäre.« Ob ein Milchbetrieb vollständig aufgegeben wird oder ob auf eine andere Form der Bewirtschaftung umgestellt wird, hängt laut Rüße dann häufig davon ab, wer denn die Entscheidung treffe: »Das kommt oft auf das Alter der Hofinhaber an. Wenn es Betriebe sind, in denen der Bauer um die 60 ist, dann kann es sicherlich schnell auf die endgültige Hofaufgabe hinauslaufen. Das sind häufig Fälle, in denen die Kinder den Hof nicht weiterführen möchten. Da gehen dann die Scheunentore für immer zu. In Grünlandregionen kann man häufig kaum umstrukturieren. Da kann man vielleicht von der Milchviehhaltung auf die Haltung von Mutterkühen umsatteln, aber viel mehr geht nicht. In Regionen, in denen man auch Ackerbau betreiben kann, lässt sich natürlich auch von Milchkühen auf Bullenmast umstellen, was im Übrigen auch deutlich weniger Arbeit macht. Auf diese Weise werden Betriebe nach dem Ausstieg aus der Milchviehhaltung oft weitergeführt. Ich würde schätzen, dass die allermeisten Betriebe auch nach dem Ausstieg aus der Milchviehhaltung nicht aufgeben.« Verlässliche Zahlen zu Hofaufgaben in europäischen Ländern gibt es kaum. Schließlich müsste dafür erst einmal zwischen Betrieben, die völlig aus der Landwirtschaft aussteigen, und solchen, die bestimmte landwirtschaftliche Geschäftsmodelle aufgeben, andere aber weiterbetreiben, unterschieden werden. Das macht es schwierig, konkrete Aussagen darüber zu treffen, wie viele Milchviehbetriebe in den letzten Jahren wirklich einen Schlussstrich gezogen und die Produktion von Milch vollends eingestellt haben.

Das Problem des hohen Investitionsdrucks für jene Betriebe, die weitermachen wollen, lässt sich da schon besser quantifizieren. Zumindest für die einzelnen Betriebe. »Innerhalb der nächsten fünf Jahre werden wir wohl in einen Laufstall mit vielleicht 60 Kühen und einem Melkroboter investieren«, erklärte der Landwirt Reinhard Hofmann im November 2014 der »Passauer Neuen Presse«. »Es hätte mir sehr wehgetan, wäre die jahrhundertelange Tradition unseres Hofes gestorben.« Für das Weiterführen der Tradition wollte Bauer Hofmann 600 000 Euro in die Hand nehmen. Über eine halbe Million. »Die Entscheidung ist für uns zukunftsweisend. Mit derzeit 45 Kühen liegen wir an der Schwelle der Rentabilität«, erklärte er die Notwendigkeit der Investition. Und dass es ihm Sorgen bereitete, dass sein damals 17-jähriger Sohn Michael den notwendigen Kredit wohl ein halbes Leben lang abzahlen muss. »Das ist ein ziemliches Wagnis, um das man aber nicht herumkommt.«[68] Investitionen, um die man nicht herumkommt, wenn man weitermachen will, kennt die Landwirtschaft schon seit einem halben Jahrhundert und länger. Und so zu tun, als gäbe es diesen Investitionsdruck nicht auch in vielen anderen Branche, wäre ignorant. Trotzdem ist der Eindruck, dass die Kritik am technologischen Fortschritt in der Landwirtschaft ein wenig deutlicher ausfällt als in vielen anderen Bereichen, nicht ganz falsch. Die deutsche Bundesministerin für Landwirtschaft und Ernährung, Julia Klöckner, spitzte diesen Eindruck bei der Jahrestagung des Milch-Industrieverbands 2018 zu: »Alle wollen autonom fahrende Busse, aber gleichzeitig, dass die Bäuerin mit der Milchkanne über den Hof hüpft.« Dass wirklich alle Menschen autonom fahrende Busse wollen, darf ebenso bezweifelt werden, wie dass sich alle Menschen die Renaissance der Milchkanne wünschen. Viele Menschen wünschen sich mehr Weidehaltung in der Milchwirtschaft. Und viele Menschen möchten, dass die Landwirtschaft den Bildern, mit denen sie beworben wird, ein wenig näher kommt. Das heißt, dass sie eher bäuerlich als industriell funktioniert. Was das am Ende bedeutet und ob es überhaupt jene Orte der Milchproduktion gibt, die den Vorstellungen aller Beteiligten, also der Produzierenden wie der Konsumierenden, entsprechen, ist fraglich. Die Göttinger Forscher, die sich mit der Nutztierhaltung im Spiegel der Gesellschaft beschäftigt haben, konnten nämlich auch feststellen, dass sich die landwirtschaftlichen Laien durchaus nicht nur fragen, wie die Landwirtschaft aussehen sollte, sondern auch, wie sie realistischerweise aussehen kann, und dass ihnen manche Information zur Bewertung ganz einfach fehlt: »Die Bürger beschreiben Kühe auf der Weide als ihre Idealvorstellung, weil dies einer natürlichen Haltung entspreche. Einige Teilnehmer fragen sich jedoch, inwiefern die Tiere, wenn sie es nicht anders gewohnt seien, überhaupt die Weide vermissen würden. Einige Bürger räumen ein, dass Weidehaltung nicht immer umzusetzen sei und Milchkühe daher häufig auch nur im Stall gehalten würden. Gras und Heu seien das natürliche Futter für das Rind. Viele Teilnehmer räumen aber Informationsdefizite bezüglich der Fütterung ein und wüssten vor allem nicht, was im Kraftfutter enthalten sei. Im Hinblick auf Melkroboter ist das Bild heterogen. Während einige Teilnehmer diese favorisieren und sogar als ›kuhfreundlich‹ bezeichnen, berichteten andere, dass sie sie als äußerst negativ empfinden.«[69]

Die Orte, die sich der Großteil der europäischen Konsumentinnen und Konsumenten vorstellt, wenn sie an Milchviehhaltung denken, sind deutlich kleiner als jene Betriebe, die sich heute am stärksten an das globale Geschäft mit Milch angepasst haben. Denn die hocheffizienten Großbetriebe sind in Europa bislang zwar immer häufiger anzutreffen, aber eben nicht die Norm. Das Problem: Auch Betriebe, die noch weit davon entfernt sind, mehrere Hundert Tiere ohne Weidezugang zu halten, sondern bei durchschnittlich großen Viehbeständen versuchen, einen funktionierenden Mittelweg zwischen Technisierung, Industrialisierung, Tierwohl und bäuerlicher Existenz auszuloten, entsprechen vielfach nicht dem, was sich Milchkäuferinnen und -käufer wünschen. Das bereitet der Landwirtschaft einiges Kopfzerbrechen. Als die Göttinger Agrarwissenschaftlerin Winnie Sonntag ihre Studie zur Akzeptanz der Nutztierhaltung beim Milchsymposium von Agrarmarkt Austria in Wien vorstellte, saßen im Publikum einige Milchbäuerinnen und Milchbauern: »Also, was mich wirklich sehr erschüttert hat, ist, dass 85 Prozent der Personen glauben, dass in einem gut geführten Liegeboxen-Laufstall, wo ich Einstreu mit Stroh habe und wo die Tiere herumgehen können, sich an einer Kratzbürste erfreuen können, frei die Tränke benutzen können und vielleicht sogar eine ganze Seite offen ist, sich die Tiere nicht wohlfühlen, und vor allem, dass dem Bauern das Tierwohl egal sein soll«, beklagte im Anschluss an den Vortrag einer. »Ich kenne wirklich sehr viele Betriebe und ich kann das nicht einmal ansatzweise nachvollziehen.« Dass so viele Menschen in der Weidehaltung die einzig akzeptable Form der Milchviehhaltung sehen, weckt offenkundig große Sorgen: »Wenn eine Weide an einem Standort funktioniert und passt, ist das natürlich schön. Aber ein halbes Jahr haben wir ja sowieso vegetationsfrei, weil es gibt ja bei uns von November bis Jänner nur schlechte Weidegebiete. Wenn es drei Wochen am Stück regnet, hat man keine Weide mehr, sondern einen Saustall. Ich glaube, da muss man dem Konsumenten sehr viel erklären und ihn einladen. Man muss sich überlegen: Wenn man Weidehaltung verpflichtend macht, dann wünsche ich uns eine gute Nacht. Dann können wir in vielen Betrieben die Milchviehhaltung aufgeben, weil Weidehaltung ja gar nicht überall geht. In einem guten Laufstall geht es den Viechern gut. Das traue ich mich zu unterschreiben.«

Die Realität an den Orten, an denen in Europa Milch produziert wird, und die Wünsche von Verbraucherinnen und Verbrauchern klaffen weit auseinander. Was anhand der Studienergebnisse über die Nutztierhaltung im Spiegel der Gesellschaft der Göttinger Forscherinnen und Forscher deutlich wird, zumindest was deutsche Verbraucherinnen und Verbraucher betrifft: Ein Großteil der Menschen wünscht sich Milchorte, wie es sie nur in der Produktion von Biomilch flächendeckend gibt und an denen Kühe freien Weidezugang haben. Mit den Vorstellungen der Milchwirtschaft deckt sich das nur zum Teil. Zwar wird der Nachfrage nach Weidemilch auch im konventionellen Bereich immer stärker nachgekommen. Doch der Trend zu größeren Ställen mit mehr Tieren und teurer Stalltechnik deutet in eine andere Richtung.

# 06 Milchtiere

## Über das Verhältnis von Kuh und Mensch

Die Sprache der Milchwirtschaft ist eine technische. Darin werden Kühe zu Produktionsfaktoren, und das kann dazu führen, dass etwas Wesentliches fast in den Hintergrund gerät: Milchkühe sind keine Maschinen. Erst in der modernen Milchwirtschaft und ihrer technischen Fachsprache werden sie zu Produktionsmitteln, die durch die Veterinärmedizin im Dienst der Agrarproduktion instand gehalten werden müssen und die durch Herdenmanagement-Systeme und Qualitätssicherungs-Maßnahmen möglichst gut gepflegt werden sollen. Auch wenn sie in der hochtechnisierten Umgebung von Fütterungsautomaten und Melkmaschinen leben, bleiben Kühe Tiere. Intelligente und soziale Tiere noch dazu. Das Herdenverhalten von Kühen ist bestimmt von komplexen sozialen Interaktionen. Sie pflegen untereinander Freundschaften und drücken einander durch gegenseitiges Ablecken ihre Zuneigung aus. Dadurch bauen sie Stress ab. In der reinen Stallhaltung können Milchkühe ihr natürliches Herdenverhalten kaum ausleben. In der Anbindehaltung können sich Kühe nicht einmal putzen. Eine Kuh, die im Stall gehalten wird, hat es in einem modernen Betrieb inzwischen meist deutlich besser als eine im Stall gehaltene Artgenossin vor zwei oder mehr Jahrzehnten. Es ist schließlich nicht so, als würde sich die konventionelle Landwirtschaft verbesserten Tierschutzstandards völlig verschließen. Doch vielen Aktivistinnen und Aktivisten geht der Tierschutz in der Milchviehhaltung längst nicht weit genug. An drei Themen wird das besonders deutlich. Das sind der Umgang mit männlichen Kälbern, das Enthornen der Jungtiere und die Anbindehaltung.

Dass in der Landwirtschaft mit dem Leben von Tieren nicht immer zimperlich umgegangen wird, ist eine Binsenweisheit. Schließlich essen sehr viele Menschen sehr gerne Tiere. Das kann man argumentieren. Mit den Nährstoffen, dem Geschmack, der Kultur. All die Argumente für die Legitimität des Tiereverspeisens muss man nicht teilen. Schwieriger zu argumentieren ist es, dass auch Tiere getötet werden, die dann gar nicht gegessen werden. Das passiert nicht nur millionenfach mit den männlichen Geschwister-Küken von Legehennen, sondern auch mit anderen Tieren. Manchmal auch mit männlichen Kälbern, wenn auch nicht im industriellen Stil, so wie bei Geflügel. Zwischen 1996 und 2000 wurden von der Europäischen Union sogar Prämien an Landwirte gezahlt, die Kälber binnen der ersten zwanzig Tage ihres Lebens schlachteten. Der einzige Zweck: Der Preis für Rindfleisch war damals durch die Rinderseuche BSE völlig eingebrochen und die Subvention sollte Rinderzüchtern helfen, sich über Wasser zu halten. Diese »Sondervergütung für frühzeitiges Schlachten von bis zu 20 Tage alten Kälbern« ging dann doch einigen EU-Staaten, darunter Deutschland und Österreich, zu weit. Nur in Irland, Großbritannien, Frankreich und Portugal floss die »Herodes-Prämie« genannte Zahlung von damals 230 bis 280 D-Mark. Auch deutsche Landwirte sollen darin ein kurzzeitig florierendes Geschäft gesehen haben. Um die Prämie zu kassieren, sollen einige ihre Kühe decken lassen und die neugeborenen Kälber zum Schlachten nach Frankreich transportieren lassen haben. Ein verrohtes System.

Dass manche Tiere für die Landwirtschaft einen ökonomisch größeren Nutzen haben als andere, leuchtet ein. Die breite Diskussion darüber, ob männliche Küken einfach umgebracht werden dürfen, hat dafür gesorgt, Menschen für die Geschlechterunterschiede bei Nutztieren zu sensibilisieren. Das Problem – oder besser: der naturbedingte Nicht-Optimalfall – beim Geflügel: Männliche Küken können keine Eier legen, sind aber gleichzeitig auch nicht unbedingt zur Mast, also zur Fleischproduktion geeignet, wenn sie einer Hühnerrasse angehören, die auf besondere Legequalitäten hin gezüchtet wurde. So ähnlich ist es auch mit Bullenkälbern, den Brüdern von Milchkühen. Die Zucht bei den gängigen Milchkuh-Rassen verfolgt das Ziel hoher Milchleistung, was heute oft konkret bedeutet: Viehhalterinnen und Viehhalter suchen je nachdem, welche Kuh aus ihrem Stall geschwängert werden soll, aus einem Katalog einen Bullen mit den Eigenschaften und körperlichen Merkmalen aus, die jene der zu schwängernden Kuh am besten ergänzen. Das Bullensperma kommt dann gekühlt auf den Hof und die Kuh wird damit besamt. Kühe, die viel Milch geben und sich schnell melken lassen, sind das Zuchtziel. Mal wird es besser, mal weniger gut erreicht. Fleisch anzusetzen ist das Ziel anderer Züchtungen. Wenn in der Milchkuh-Zucht ein männliches Kalb herauskommt, ist das für die Bäuerinnen und Bauern ein finanzieller Misserfolg, denn streng ökonomisch betrachtet, sind männliche Kälber von Milchkuh-Züchtungen ein Abfallprodukt der Milchindustrie. Und wie es mit Abfallprodukten so ist, gibt es unterschiedliche Wege, sich ihrer zu entledigen. Indem man sie einfach möglichst schnell, billig und ohne größere Gedanken an ihren weiteren Verbleib entsorgt oder indem man ein Recycling-System etabliert, um aus Abfall ein neues Produkt zu machen.

## Männliches Milchvieh

Darüber, was mit männlichen Milchkuh-Kälbern geschieht, wird deutlich weniger diskutiert als über den industriell organisierten Tod männlicher Küken. Das zeigt allein das unterschiedliche Suchaufkommen nach »männliche Küken« und »männliche Kälber« bei Google. Während das Suchaufkommen für »männliche Küken« sich in den sogenannten Google Trends über den Zeitverlauf der letzten Jahre in Kurvenform darstellen lässt, wird nach »männliche Kälber« so selten gesucht, dass Google statt einer Kurve nur eine nüchterne Information bietet: »Ihre Suche enthält nicht genügend Daten. Vergewissern Sie sich, dass alles richtig geschrieben ist, oder geben Sie einen allgemeineren Begriff ein.« Das Schicksal männlicher Kälber scheint weniger zu emotionalisieren. Jedenfalls interessiert sich kaum jemand dafür.

Das könnte daran liegen, dass der Umgang mit ihnen weniger brutal ist. Der Grund könnte aber auch sein, dass männliche Kälber ebenfalls einfach umgebracht werden und dass darüber in der Branche nicht gerne gesprochen wird. Vielleicht wird das Schicksal der Kälber mehr oder weniger bewusst tabuisiert? Für die Sendung »Panorama« des Norddeutschen Rundfunks ist die Agrarjournalistin Oda Lamprecht im Jahr 2016 der Frage, was mit männlichen Kälbern passiert, nachgegangen.[70] »Egal, wen ich anrufe, über die wertlosen Kälber will kaum jemand sprechen«, erklärt die Journalistin darin über ihre Recherche. Und sie rechnet vor, welche Kosten ein männliches Kalb für Milchviehbetriebe verursacht. Allein für die Besamung würden durchschnittlich 42,85 Euro anfallen. Die Milchaustauscher, also das Grundnahrungsmittel der von ihren Müttern getrennten Kälber, würde 29,76 Euro kosten. Für die bäuerliche Arbeitszeit werden 33,04 Euro veranschlagt, für den Stallplatz 0,51 Euro und für sonstige variable Kosten noch einmal 4,95 Euro. In Summe koste die Aufzucht eines männlichen Kalbes damit 111,11 Euro. Diesen Ausgaben stehen natürlich auch Einnahmen beim Verkauf des Tieres nach zirka zwei Wochen an einen Kälber- oder Bullenmast-Betrieb gegenüber. Nur liegen die bisweilen deutlich darunter, sodass ein männliches Kalb für die Milchviehbetriebe ein Verlustgeschäft darstellt. Im Dezember 2018 gibt der Branchendienst »agrarheute« für Deutschland den durchschnittlichen Preis für ein schwarzbuntes, männliches Kalb mit 76,69 Euro pro Stück an.[71] Manche Betriebe behalten ihre männlichen Kälber, kastrieren sie, wodurch sie zu Ochsen werden, und ziehen sie gemeinsam mit den Milchkühen auf. Für den überwiegenden Teil der Milchbetriebe wäre der Aufwand allerdings zu groß, zumal dieser mit wachsenden Kuhbeständen – und damit auch einer wachsenden Anzahl von Kälbern pro Jahr – steigt. Die Betriebe, die männliche Kälber zur Mast übernehmen, machen aus den Tieren Kalbfleisch-Lieferanten, indem sie die Tiere entweder mit Milch bzw. Milchaustauschern füttern, was als Weißmast bezeichnet wird, oder indem sie Gras- und Kraftfutter an die Kälber verfüttern. Das sehr helle Kalbfleisch aus der Weißmast erzielt im Einzelhandel höhere Preise, obwohl die Milchfütterung der Tiere ohne eisenhaltiges Raufutter über Wochen und Monate hinweg von Kritikerinnen und Kritikern nicht als artgerecht angesehen wird. Schließlich ernähren sich Kälber in der Natur bzw. auf der Weide mit Herdenanschluss auch nicht monatelang nur von Milch. Tatsächlich werden männliche Kälber häufig erst nach zehn bis zwölf Monaten von der Muttermilch abgesetzt.[72] Nach etwa fünf Monaten werden die Jungtiere geschlachtet. Sie wiegen dann rund 150 Kilogramm. Kommt das männliche Kalb einer Milchkuh in einen Betrieb, der sich nicht auf die Produktion von Kalbfleisch, sondern auf die Mast von Bullen zur Produktion von Rindfleisch spezialisiert hat, dann dauert sein Leben länger. Meist werden die Tiere für die Fleischproduktion als Jungbullen nach 18 bis 20 Monaten geschlachtet, wenn sie sich durch die intensive Mastfütterung ein Gewicht zwischen 650 und 750 Kilogramm angefressen haben. Das Geschäftsmodell vieler Bullenmast-Betriebe ist im Prinzip simpel: Männliche Kälber aus der Milchviehhaltung werden günstig gekauft. Dann wird in Medikamente, Rau- und Kraftfutter investiert, bis ein ordentliches Schlachtgewicht erreicht ist und die Tiere gewinnbringend an Schlachthöfe verkauft werden können. Während der Mast nehmen die Tiere täglich über ein Kilo an Gewicht zu. Eine Art Tier-Recycling, bei dem aus dem Nebenprodukt der Milchwirtschaft ein anderes Produkt wird, nämlich Kalb- oder Rindfleisch.

Bio-Bullenmast gibt es ebenfalls. In der ökologischen Variante der Rindermast gelten strenge Vorgaben: Nach der EU-Bioverordnung darf Rindfleisch, das mit dem Bio-Siegel vermarktet wird, nur in Weidehaltung erzeugt werden und die Tiere müssen ganzjährig, mindestens aber im Sommer auf die Weide. Lediglich die Endmast der Rinder, also die Phase der letzten Wochen vor der Schlachtung, darf bis zu maximal 12 Wochen ausschließlich im Stall erfolgen. Dort darf maximal die Hälfte der Fläche, die den einzelnen Tieren zur Verfügung steht, mit Spaltenböden belegt sein und die Liegeflächen müssen eingestreut sein. Die Mindeststallflächen sind in der Bio-Bullenmast nach Gewicht gestaffelt. Und die Anzahl der Tiere, die in einem Betrieb gemästet werden können, ergibt sich aus der Fläche, die dem Betrieb zur Verfügung steht. Pro Hektar Weidefläche dürfen höchstens fünf Rinder unter einem Jahr oder maximal drei Rinder in einem Alter von ein bis zwei Jahren gehalten werden. Für einen Biobetrieb ist es also gar nicht vorstellbar, einfach möglichst viele männliche Kälber aus der Milchviehzucht günstig zu übernehmen und sie in einen Stall zu stellen, um sie möglichst schnell auf ein Schlachtgewicht zu bringen. Bio-Mastbetriebe für Rinder gibt es eher wenige. Denn der extensive Bio-Gedanke widerspricht gewissermaßen dem intensiven Mastprinzip: In der ökologischen Mast von Bullenkälbern wird – wie in der ökologischen Milcherzeugung auch – ein geschlossener Betriebskreislauf angestrebt, bei dem das Futter der Tiere auf den Flächen des Betriebs selbst erzeugt wird.

Kommt ein männliches Kalb in einem Bio-Milchbetrieb zur Welt, ist die Marktsituation, in die das Nutztier unweigerlich hineingeboren wird, ebenfalls nicht immer rosig. Und deshalb werden auch Bio-Kälber nicht selten nach kurzer Zeit zu konventionellen Kälbern, die für einen geringen Preis an konventionelle Kälbermast-Betriebe verkauft werden, wo sie gemeinsam mit ihren konventionell gezüchteten Artgenossen gemästet und geschlachtet werden. Die Erzeugerverbände der Bio-Landwirtschaft bemängeln das. »Aus Sicht des Bio-Landbaues ist dies unbefriedigend«, heißt es etwa bei Bio Austria, dem größten österreichischen Bio-Erzeuger-Verband. »Bio-Kälber, die auf Milchviehbetrieben geboren und nicht für die Bestandesergänzung benötigt werden, gehen heute in den meisten Fällen wenige Wochen nach der Geburt auf spezialisierte konventionelle Mastbetriebe, wo sie zur Kalb- oder zur Rindfleischproduktion intensiv gemästet werden. Dieses quasi Abschieben der Bio-Kälber ist sehr unbefriedigend, sie werden nicht mehr unter Bio-Bedingungen gehalten, häufig prophylaktisch mit Antibiotika versorgt und gehen schlussendlich dem Bio-Markt verloren.«[73] Die Bioqualität der Milch ihrer Mütter und Schwestern ist für sie keine Rettung. Denn Biorindfleisch wird von den Konsumentinnen und Konsumenten deutlich weniger nachgefragt als Biomilch.

Doch landen wirklich alle männlichen Kälber, die nicht in den Betrieben verbleiben, in denen sie zur Welt kommen, in Mastbetrieben? Es gibt Gerüchte, wonach es eine Dunkelziffer von männlichen Kälbern gibt, die gleich nach der Geburt getötet werden oder die man in Milchbetrieben bewusst verenden lässt, weil sie für die Betriebe ein Negativgeschäft bedeuten. Das wäre kein Recycling, sondern die rabiate und ethisch mehr als fragwürdige Entsorgung unliebsamen, lebendigen Abfalls. Dass darüber eher ungern gesprochen wird, wenn es denn stimmt, ist nicht unbedingt überraschend. Schließlich ist das Töten von männlichen Kälbern einfach deshalb, weil sie keinen Profit bedeuten, verboten. »Wer sich auf die Suche nach der Geschichte der wertlosen Kälber macht, stößt auf eine Mauer des Schweigens«, stellten 2015 auch Lukas Koschnitzke und Michaela Schießl im Nachrichtenmagazin »Der Spiegel« fest: »Die meisten Gesprächspartner - egal, ob Professoren, Politiker oder Landwirte - liefern Bestätigung und Dementi in einem Atemzug: Ja, man wisse von dem Problem. Nein, man selbst kenne keinen Betrieb, in dem Kälber wegen finanziellen Drucks getötet würden. Diejenigen, die doch bereit sind zu reden, wollen ihren Namen auf keinen Fall gedruckt sehen. Doch unter Zusicherung von Verschwiegenheit berichten Bauern, Ministerialbeamte, Tierärzte, Abdecker und Schlachter von dem großen Kälbersterben auf den Höfen.«[74] Unterm Strich scheint zu gelten: Wer Geld durch das Halten von Milchkühen verdient, weiß auch, dass eine Kuh nun einmal ein Kalb zur Welt bringen muss, um Milch zu geben. Und dass Kälber nicht immer weiblich sein können, liegt auf der Hand. Vereinzelte schwarze Schafe, die in einem frisch geborenen Bullenkalb ein Lebewesen ohne Existenzberechtigung sehen und es möglichst schnell beseitigen, wird es unter Milchviehhalterinnen und Milchviehhaltern trotzdem geben. Die Zahl der getöteten Bullenkälber seriös zu beziffern, ist allerdings kaum möglich. Das liegt auch daran, dass Kälber spätestens sieben Tage nach ihrer Geburt registriert werden müssen, sprich: eine Ohrmarke bekommen müssen. Was mit Kälbern in den ersten sieben Tagen ihres Lebens passiert, entzieht sich der digitalen Erfassung.

Es sind vor allem Tierschutzorganisationen, die immer wieder auf die Praxis des Tötens von unrentablen Bullenkälbern hinweisen. Das betrifft weniger den Umgang mit den jungen Tieren in einzelnen Betrieben als den Umgang mit Bullenkälbern im großen Stil. Der in Österreich aktive Verein gegen Tierfabriken VGT veröffentlichte im März 2018 einen Bericht über den Export von jährlich rund 80000 männlichen Kälbern aus Österreich in andere EU-Staaten mit weniger strengen Tierschutzauflagen. »In vielen Fällen werden die Kälber nach einigen Monaten zur Weitermast oder direkt zur Schlachtung per LKW und Schiff in Länder außerhalb der EU transportiert. Österreich gibt hierbei die Verantwortung ab«, heißt es darin.[75] Den Transport von Kälbern konnte der Verein in zehn Fällen fotografisch anhand der Ohrmarken und per Abgleich mit der Rinder-Datenbank von Agrarmarkt Austria über mehrere Stationen bis in die Türkei nachverfolgen und dokumentieren. Etwa im Fall des Kalbs Lumpi, das laut VGT am 10. Februar 2017 in einem Milchviehbetrieb im Bezirk Zell am See zur Welt kam und am 27. Februar, also im Alter von 17 Tagen, in eine Sammelstelle in Bergheim bei Salzburg transportiert wurde. Noch am selben Tag sei das Kalb nach Italien gebracht und schließlich am 3. August 2017 im Alter von rund sechseinhalb Monaten in Kroatien auf ein Schiff geladen worden. Fünf Tage später sei das Kalb dann im türkischen Bandirma eingetroffen. Die für den Transport europäischer Kälber über das Mittelmeer in Richtung Türkei, Libyen, Libanon oder Israel eingesetzten Tiertransport-Schiffe würden zum Großteil aus dem Libanon stammen, berichtet der Verein. Zum Einsatz kämen meist ausgemusterte, umgebaute Autotransporter oder andere Frachter. »Die Ausstattung dieser bis zu 40 Jahre alten Schiffe ist für Lebend-Tiertransporte völlig unzureichend - auch befindet sich kein Tierarzt oder speziell geschultes Personal an Bord. Die Verladung der Rinder von den LKWs auf ein Schiff dauert bis zu drei Tage, in denen die Versorgung der Tiere nicht oder sehr unzureichend stattfindet. Auch die extremen Temperaturen setzen den Tieren zu. Bis zu 2000 Rinder werden über eine steile Rampe in den Rumpf eines Schiffes geladen. Eine adäquate Versorgung aller Tiere auf dem Schiff ist nicht möglich und auch die Belüftung ist oft stark eingeschränkt. Bereits nach kurzer Zeit stehen die Tiere bis zu den Knöcheln in Exkrementen und sind völlig mit Kot überzogen. Krankheiten können sich unter solchen Bedingungen schnell ausbreiten und Verletzungen stehen an der Tagesordnung.«

Dass es in der Viehhaltung an ökonomischen Perspektiven für die Aufzucht und letztlich die Verwertung des männlichen Nachwuchses von Milchkühen mangelt, trifft insbesondere für den Nachwuchs von Hochleistungs-Milchkühen zu. Der Präsident des Deutschen Tierschutzbundes, Thomas Schröder, sieht in den Bedingungen, unter denen Milchkuh-Bullenkälber ihr kurzes Leben fristen, eine Folge der Fokussierung auf ganz bestimmte Wertschöpfungs-Modelle und entsprechende Tierzüchtungen. »Die auf hohe Reproduktions- und Milchleistung getrimmten Tiere zeigen kaum Fleischansatz, was ihren männlichen Nachkommen zum Verhängnis wird«, schrieb er im »Kritischen Agrarbericht« 2015. »Bei Milchkühen zeigt sich eine Kehrseite dieser extrem spezialisierten Tierzucht, denn männliche Kälber, vor allem der schwarzbunten Milchkühe, werden nur kurze Zeit gemästet, bevor sie geschlachtet werden. Doch wirtschaftlich lohnt sich auch das kaum. Für die Landwirte sind Bullenkälber ein reines Nebenprodukt der Milcherzeugung und lediglich Verursacher zusätzlicher Kosten.«[76] Eine Lösung dieses Problems kann in der Zucht von sogenannten Zweinutzungsrassen bestehen. Die gibt es längst. Und sie sind auch nicht wenig verbreitet.

Zweinutzungsrassen werden sowohl als Milch- als auch als Fleischlieferanten genutzt. Die bekannteste Kuhrasse, die sich sowohl als Milch- als auch als Fleischlieferant bewährt, ist das Fleckvieh. Es ist in Deutschland die insgesamt am zweithäufigsten vorkommende Rasse mit einem Anteil von knapp 30 Prozent am gesamten Rinderbestand. In deutschen Kuhställen deutlich weiter verbreitet ist allerdings das Holstein-Rind, die heute auch weltweit verbreitetste Hochleistungs-Milchkuh. Der Grund: Holstein-Kühe geben im Jahr durchschnittlich rund 1000 Liter mehr Milch als Fleckvieh.[77] In Süddeutschland und Österreich ist dennoch Fleckvieh die verbreitetste Rasse. In Österreich gar mit einem Anteil von knapp 80 Prozent am gesamten Rinderbestand. »Das Fleckvieh kann als milch- oder fleischbetonte Doppelnutzungsrasse, als ausgezeichneter Kreuzungspartner in der Mutterkuhhaltung und Fleischproduktion sowie als Gebrauchskreuzung für die Milchproduktion eingesetzt werden«, heißt es von der Zentralen Arbeitsgemeinschaft der österreichischen Rinderzüchter.[78] »Es zeichnet sich durch seine Anpassungsfähigkeit an alle Produktions- und Klimabedingungen sowie durch seine Fruchtbarkeit, Langlebigkeit und durch die Weide- und Laufstalltauglichkeit aus. Daher findet man das Fleckvieh heute sowohl in intensiv als auch in extensiv genutzten und großstrukturierten Betrieben.« Dass sich das Fleckvieh sowohl als Milchkuh als auch in der Mast gut macht, hängt laut dem Zuchtverband mit klar definierten und im Vergleich zu reinen Milchrassen ausgewogeneren Zuchtzielen zusammen: »Das aktuelle Zuchtziel setzt sich aus 38% Milch, 18% Fleisch und 44% Fitness zusammen. Bei entsprechendem Management ist die Milchleistung mit der von reinen Milchrassen vergleichbar, wobei auf die Beibehaltung der guten Fleischleistung geachtet wird. Angestrebt wird ein frohwüchsiges, gut geformtes und leistungsbetontes Rind mit über 6000 kg Milch in der 1. Laktation, 7000–9000 kg in späteren Laktationen mit 4,2% Fett und 3,7% Eiweiß.« Die Rassen Holstein Friesian und Red Holstein sind dagegen Hochleistungskühe mit Betonung auf Milchleistung. »Ihre funktionsfähigen, sehr gut melkbaren Euter ermöglichen hohe Tagesleistungen über viele Laktationen und entsprechen den Anforderungen der modernen Melktechnik«, formuliert das der Zuchtverband im Stil einer Produktbeschreibung. »Diese Rasse ist bestens geeignet für hohe Milchproduktion und zeichnet sich durch ihre besondere Anpassungsfähigkeit für alle Haltungsformen in der Milchwirtschaft aus. Das aktuelle Zuchtziel setzt sich aus 45% Milch, 40% Fitness und 15% Exterieur zusammen. Angestrebt wird eine wirtschaftliche Milchkuh im milchbetonten Typ, die über viele Laktationen nutzbar ist und den jeweiligen Haltungsbedingungen gerecht wird. Voraussetzung dafür ist eine gute Anpassungsfähigkeit, ein großes Grundfutter- und Trockenmasse-Aufnahmevermögen, eine stabile Gesundheit, eine gute Fruchtbarkeit sowie ein gutes Fundament. Das genetische Leistungspotential soll bei mindestens 10000 kg Milch mit 4,0% Fett und 3,4% Eiweiß liegen.«[79] Inzwischen hat das Fleckvieh bei der Milchleistung deutlich aufgeholt. 1952 hat eine bayrische Fleckvieh-Milchkuh durchschnittlich 1800 Liter Milch pro Jahr gegeben. Eine Holstein-Kuh dagegen 3600 Liter. So groß ist der Leistungsunterschied heute nicht mehr. Und auch in der Verbreitung holt das Fleckvieh auf. Laut Angaben der Arbeitsgemeinschaft deutscher Rinderzüchter wurden allein im Jahr 2015 4,8 Millionen Portionen Rindersamen ins Ausland verkauft. Darunter zu 48 Prozent Fleckvieh-Samen und nur zur 42 Prozent Holstein-Sperma.[80] Es scheint also durchaus so zu sein, als gäbe es einen Trend zur Zweinutzungsrasse, die durch ihre gesteigerte Milchleistung bei gleichzeitig höheren Schlachterlösen an Attraktivität gegenüber den reinen Hochleistungs-Milchkühen gewinnt. Das ändert nichts daran, dass auch Fleckvieh eine

Hochleistungs-Züchtung ist, und daran, dass die Fokussierung auf standardisierte Rassen zulasten der Rindervielfalt geht. Auf den Weiden Europas ist durch die Zucht von hocheffizienten Tieren, an denen für die Landwirtschaft ökonomisch kaum ein Weg vorbeizuführen scheint, Biodiversität verloren gegangen. Noch vor rund 100 Jahren gab es allein in Bayern etwa 35 Rinderrassen. Davon sind heute nur noch fünf übrig.[81]

## Kühe haben Hörner – eigentlich

Ob Holstein-Rind oder Fleckvieh: Eines haben die meisten Rinder gemeinsam. Sie haben keine Hörner. Die wurden den Kühen zwar von der Natur gegeben, doch dort, wo Kühe sich am häufigsten aufhalten, nämlich in Ställen, gelten sie als störend und gefährlich. Und so werden sie bei Tieren in der konventionellen Landwirtschaft, aber auch beim Großteil der Biokühe entfernt. Der Gedanke, der hinter der Enthornung steckt, ist simpel: Im Laufstall benötigen die Tiere mehr Platz, wenn sie Hörner haben und deshalb mehr Abstand zueinander halten. Als in den 1970er und 1980er Jahren die modernen Boxen-Laufställe in der Rinderhaltung aufkamen und die Anbindehaltung allmählich ablösten, stellten die Bäuerinnen und Bauern häufig fest, dass die frei umherlaufenden Tiere sich mit den Hörnern verletzten. Deshalb wurden oft auch älteren Tieren die Hörner unter Betäubung abgesägt. Das passiert heute nicht mehr. In Deutschland dürfen Kühe bis zum Alter von sechs Wochen ohne Betäubung enthornt werden. Eine Unfallverhütungs-Vorschrift der landwirtschaftlichen Berufsgenossenschaft sorgt dafür, dass dort, wo Rinder in der Bullenmast oder als Milchvieh im Boxen-Laufstall gehalten werden, die Hörner sogar entfernt werden müssen.[82] In Österreich ist die Enthornung ebenfalls der routinierte Normalfall in der Rinderhaltung. Viele Kühe kommen inzwischen jedoch auch ohne die Anlage von Hörnern zur Welt. Denn die Hörner lassen sich bei Milchkuh-Rassen, deren Zuchtziele auf den Einsatz der Tiere in Ställen hin optimiert wurden, ganz einfach wegzüchten.

Hornlosigkeit wird dominant vererbt. Und da Platz für Hörner Geld kostet, die Hörner aber kein Geld bringen, scheint Hornlosigkeit als effizienzsteigerndes Zuchtziel naheliegend. Manchen Züchtern und Bio-Verbänden geht das allerdings zu weit.

Biokühe tragen häufiger Horn als Kühe in konventioneller Haltung. Insbesondere jene, die auf den Weiden und in den Ställen von Betrieben stehen, die nach den strengen Kriterien des Bio-Erzeuger-Verbandes Demeter bewirtschaftet werden. Als biodynamisch bezeichnet der seit 1932 bestehende und damit älteste unter den Bio-Verbänden seine Kriterien, und das bedeutet in der Kuhhaltung: »Biodynamische Bauern lassen den Tieren ihre Würde, wahren die Integrität der horntragenden Kühe und beobachten in ihren Herden, wie wichtig die Hörner für die Kommunikation der Tiere sind.«[83] Die Natur wird sich schon nicht irren, lautet der Gedanke dahinter. Schließlich war sie es, die den Tieren im Lauf der Evolution Hörner hat wachsen lassen. Zur Bedeutung der Hörner für die Tiere selbst gibt es unterschiedliche Meinungen und Expertisen. Während Enthornungsverteidigerinnen und -verteidiger davon ausgehen, dass die Enthornung auf die Tiere kaum nennenswerten Einfluss hat, sehen Kritikerinnen und Kritiker deutliche Anzeichen dafür, dass die Hörner eben doch nicht einfach nur ein Zufallsprodukt der Evolution ohne Funktion sind.

Spurlos geht die Enthornung an Kühen jedenfalls nicht vorbei. »Die Entfernung der Hornanlagen hat bei den meisten Tieren einen deutlichen Einfluss auf die während des Wachstums sich entwickelnde Schädelform«, heißt es dazu vonseiten des Forschungsinstituts für biologischen Landbau FiBL, einer Art Think-Tank der Biolandwirtschaft.[84] »Beim ausgewachsenen Tier fällt die Wölbung der Stirn auf, die die meisten enthornten Tiere ausbilden. Wenn wir die Innenseite eines knöchernen Schädels anschauen, sehen wir, dass diese Wölbung wie die Hornzapfen bei behornten Tieren mit Luftkammern durchzogen ist. Wahrscheinlich brauchen die Tiere ein gewisses Volumen ihrer Stirnhöhlen, das sie, wenn diese nicht bis in die Hornzapfen reichen, ersatzweise in der Mitte der Stirnkante bilden. Eine Untersuchung von 230 gehäuteten Rinderschädeln unmittelbar nach der Schlachtung zeigte, dass die Schädel von enthornten Tieren signifikant häufiger erhöhte, gewölbte Stirnbeinformen hatten. Die Stirnbeine der enthornten Tiere waren zudem häufiger konkav nach vorne gewölbt und ihre Augenabstände waren geringer. Horntragende Tiere hatten viel häufiger flache oder leicht geschwungene Stirnbeine und zeigten größere Augenabstände.« Daraus ziehen die Öko-Forscherinnen und -Forscher des FiBL einen deutlichen Schluss: »Dass der tierische Organismus nach der Entfernung eines Hautareals von wenigen Quadratzentimetern mit so großen Veränderungen des Schädelwachstums reagiert, lässt den Schluss zu, dass Rinder Hörner brauchen und deren Fehlen durch eine Verformung des Stirnbeins zu kompensieren versuchen.«

Natürlich bedeutet der Umgang mit horntragenden Tieren für die Bäuerinnen und Bauern teilweise auch Gefahren. Denn der ungeplante Kontakt mit einem Kuhhorn kann durchaus für schwere Verletzungen sorgen. Doch eine Umfrage unter Landwirtinnen und Landwirten habe laut dem Forschungsinstitut für biologischen Landbau (FiBL) ergeben, »dass vor allem Halter von enthornten Tieren Hörner gefährlich finden. Wer horntragende Tiere hält, findet die Hörner in der Regel nicht gefährlich.« Im Umgang mit horntragenden Kühen brauche es ein gutes Gespür und mehr Aufmerksamkeit und Konzentration als mit enthornten Tieren, da ihr Kopfvolumen und die Reichweite größer sind. Der aufmerksame und respektvolle Umgang mit den Tieren führe allerdings zu gegenseitigem Vertrauen als Grundlage für ein gutes Zusammenleben ohne Verletzungen.

## Das Ende der Kette ist in Sicht

Beim Thema Enthornung scheiden sich die Geister. Für die einen ist die Abkehr von der Enthornung eine dringend gebotene Maßnahme, um das Tierwohl zu steigern und um die Landwirtschaft wieder ein Stück näher in Richtung Natürlichkeit zu führen. Für die anderen ist sie eine mehr oder weniger unvorstellbare Utopie, fern der landwirtschaftlichen Praxis. Auf ganz ähnliche Weise verlaufen die Trennlinien in einer Reihe von Debatten, die in der Milchwirtschaft geführt werden und bei denen es um das Wohl der einzelnen Tiere geht. Auch die Frage nach der Anbindehaltung ist eine Frage des Tierwohls und der artgerechten Haltung.

»Der Druck der Gesellschaft, der Handelsketten, der Molkereien und der Tierschutzvereine, auf Laufstallhaltung umzustellen, wird immer größer und lässt bei einigen Markenprogrammen bereits erste Auswirkungen erkennen. Alles weist darauf hin: Der Anbindestall hat ausgedient!«, meint Walter Breininger, Stallbau-Berater bei der Landwirtschaftskammer der Steiermark, in einem Gastbeitrag auf der Website des österreichischen Bio-Erzeuger-Verbands Bio Austria.[85] »Da bereits im konventionellen Bereich die Laufstallhaltung gefordert wird und bei einigen Produkten mit dieser Haltungsform aktiv geworben wird, wird sich die Bio-Landwirtschaft dieser Entwicklung nicht verschließen können.« Ausgerechnet die Bio-Milchwirtschaft kann sich dem Thema Laufstall nicht verschließen? Das dürfte viele Menschen überraschen. Schließlich würde man doch eigentlich damit rechnen, dass es die Bio-Landwirtschaft ist, die Haltungsformen mit mehr Bewegungsfreiheit und Auslauf, nicht nur auf der Sommerweide, sondern auch im Winterstall, vorantreibt. Doch ganz so einfach ist es eben nicht immer. Und auch die Bio-Landwirtschaft arbeitet unter wirtschaftlichen Zwängen. Es sind nämlich, und das gilt in Österreich wie in Deutschland, vor allem die kleinen Milchbetriebe, in denen Anbindeställe noch häufig anzutreffen sind. Woran es liegt, dass moderne Boxen-Laufställe immer weniger verbreitet sind, je weiter man sich in Deutschland in Richtung Süden und nach Österreich bewegt, kann die Agrarökonomin Winnie Sonntag erklären: »Dafür gibt es mehrere Gründe. Ein Grund ist sicherlich, dass dort die Betriebsstrukturen insgesamt sehr viel kleiner sind als weiter nördlich. Dort werden gar nicht so viele Kühe an einem Ort gehalten. In Nord-, West- und Ostdeutschland hat der Strukturwandel in der Landwirtschaft einfach schon mehr Wirkung gezeigt. Dort wurden Investitionen getätigt und es wurden größere, modernere Ställe gebaut.« Gerade im Osten Deutschlands, wo die Milchviehbetriebe meist ehemalige Landwirtschaftliche Produktionsgenossenschaften aus DDR-Zeiten sind, haben die Milchbetriebe eine andere Struktur. »In den LPGs der

DDR wurden vor der Wende schon 200, 300 oder 400 Kühe gehalten. In Nord- und Westdeutschland wurden die Kuhbestände durch das bekannte ›Wachsen oder weichen‹ nach und nach immer größer. Dabei hat man sich natürlich auch an neuen wissenschaftlichen Erkenntnissen über Tierhaltung orientiert, was dazu geführt hat, dass immer mehr Boxen-Laufställe gebaut wurden, weil sie für die Tiere und auch arbeitswirtschaftlich besser sind.« In Süddeutschland und Österreich sind die Milchviehbetriebe weniger stark gewachsen. Der Strukturwandel hat somit auch mehr kleine Betriebe übrig gelassen. Deren geringere Größe macht sich nun bei der Investitionsfähigkeit bemerkbar, meint Sonntag: »Es ist so, dass viele Betriebe in Süddeutschland keine Nachfolge haben, weil sie aufgrund ihrer geringen Größe keine langfristige Marktperspektive haben. In diesen Betrieben wird dann nicht mehr investiert und der Status quo wird beibehalten, weil es keine Perspektive gibt. Viele der Ställe liegen außerdem im Ortskern, wo gar nicht die Möglichkeit zum Expandieren durch Aus- oder Umbau besteht. Das führt dazu, dass es in Süddeutschland viele veraltete Milchbetriebe gibt, in denen Tiere in Anbindehaltung gehalten werden. Die meisten dieser Betriebe werden aber spätestens in der nächsten Generation auslaufen.« Dass der Strukturwandel in der Landwirtschaft für Ställe mit Auslauf sorgt, zeigt, dass er sich nicht automatisch zulasten der Tiere auswirken muss. »Nicht zwangsläufig. Auf gar keinen Fall« müsse er das, meint Sonntag. »Mit der Argumentationskette, dass größere Betriebe schlecht für die Tiere sind, muss man vorsichtig sein. Trotzdem ist natürlich auch die Entwicklung, dass Ställe immer weiterwachsen, endlich. Immer größere und größere Betriebe sind irgendwann sicher nicht mehr die Lösung, sondern führen zu Auswüchsen, die nicht unbedingt tierfreundlich sein müssen.«

Für die vielen kleinen Betriebe, in denen Kühe noch angebunden werden bzw. in denen sie auf einer winzigen Fläche stehen und in denen ihre Bewegungsfreiheit durch einen Strick oder einen Bügel um den Hals eingeschränkt ist, ist der Umbau der Ställe in Laufställe eine riesige finanzielle und bauliche Herausforderung. »Um die doch sehr großen finanziellen Belastungen eines Stallbaus abfedern zu können, wird man auch einen stufenweisen Ausbau bis zum fertigen Laufstall andenken müssen, bei dem der Anbindestand noch eine Zeit lang wichtige Aufgaben übernimmt«, meint deshalb Stallberater Walter Breininger. Es gehe schließlich darum, nicht ausgerechnet jenen Betrieben Steine in den Weg zu legen, in denen die Kühe auf die Weide kommen, solange sie nicht im Anbindestall stehen, und die teilweise seit Jahrzehnten in Bioqualität produzieren. Er hat auch eine konkrete Vorstellung, wie dieser stufenweise Ausbau aussehen kann. Zuerst sollten die Betriebe seiner Meinung nach von der Anbindehaltung mit Weidegang auf die Anbindehaltung mit Weidegang und Auslauf an 365 Tagen im Jahr umstellen, also einen Außenbereich anlegen, in den die Tiere auch im Winter jeden Tag geführt werden. In diesem Bereich sollen sie außerdem ein zusätzliches Angebot an Futter, Wasser und Bürsten schaffen. Und einen Liegebereich. »Die Anbindehaltung wird dann nur mehr während der Melkzeiten genutzt. Der Einbau eines Melkstandes würde schließlich das Projekt zum fertigen Laufstall abschließen. Diese stufenweise Vorgehensweise erstreckt die Investition auf einen längeren Zeitrahmen und bringt mehr Zeit für betrieblich wichtige Entscheidungen für die Zukunft.« Dass sich auch für Betriebe mit kleinen Milchviehbeständen der Umbau zum Laufstall lohnt, ist auch eine politische Forderung. Wenn eine kleinstrukturierte Landwirtschaft, in der nicht nur Großbetriebe überleben können, erhalten bleiben soll, dann sollten für die nötigen Investitionen auch die passenden Bedingungen und Möglichkeiten geschaffen werden, argumentieren viele Bäuerinnen und Bauern.

# 07 Milchgesundheit

## Wie gesund ist Milch wirklich?

Im Jahr 2005 erregte ein wissenschaftlicher Artikel das Interesse der dermatologischen Fachwelt. Eine Gruppe von epidemiologisch forschenden Wissenschaftlerinnen und Wissenschaftlern der Universität Harvard hatte darin beschrieben, dass es einen Zusammenhang zwischen dem Milchkonsum und Akne-Erkrankungen bei Teenagern geben dürfte. Dazu waren über 47000 Fragebögen ausgewertet worden, in denen High-School-Schülerinnen in den USA Angaben zu ihrem Milchkonsum gemacht hatten. Die Erkenntnisse aus den Fragebögen wurden anschließend in Bezug zu Daten über Akne-Erkrankungen gesetzt.[86] War der Milchkonsum tatsächlich ein Akne-Auslöser? Bis heute gilt die Frage nicht als abschließend geklärt. Und die Studie konnte nur wenig daran ändern, dass Milch gemeinhin als unproblematisches und natürliches Lebensmittel wahrgenommen wird.

Was die gesundheitlichen Aspekte betrifft, hat Milch einen tadellosen Ruf. Ihr hoher Calcium-Gehalt und dessen Bedeutung für das Wachstum und die Stärkung menschlicher Knochen sind mehr oder weniger legendär. Der Milch wird nachgesagt, gerade für Kinder, die sich im Wachstum befinden, ein extrem gesundes Lebensmittel zu sein. Dass Milch als besonders gesund gilt, ist nicht einfach eine verbreitete Meinung, sondern auch staatlich verbrieft. »Milch und Milcherzeugnisse sind gesunde, hochwertige Lebensmittel, die eine Vielzahl von Nährstoffen enthalten«, heißt es zum Beispiel beim Bundesministerium für Ernährung und Landwirtschaft in Deutschland.[87] Das österreichische Ministerium für Arbeit, Soziales, Gesundheit und Konsumentenschutz empfiehlt: »Konsumieren Sie täglich 3 Portionen Milch und Milchprodukte. Bevorzugen Sie fettärmere Varianten. 1 Portion Joghurt, Buttermilch entspricht einem Glas / Becher (ca. 200 ml) und 1 Portion Käse (2 handflächengroße dünne Scheiben). Am besten sind 2 Portionen ›weiß‹ (z.B. Joghurt, Buttermilch, Hüttenkäse) und 1 Portion ›gelb‹ (Käse).«[88] Und die Europäische Union fördert die Lieferung von Milch in Schulen deshalb, weil Milch eben zu einer gesunden und ausgewogenen Ernährung beitrage. Aus Brüssel heißt es: »Beim europäischen Schulmilchprogramm geht es nicht nur um Milch. Es geht um Milch, Joghurt, Käse, Buttermilch und andere köstliche Milchprodukte, die für eine gute und ausgewogene Ernährung wichtig sind. Und es geht um Dich und Dein Wohlbefinden: gut essen, fit bleiben und gesund leben. Milch und Milchprodukte – vollgepackt mit Kalzium, Vitaminen, Mineralien und anderen Nährstoffen, die Dein Körper braucht – geben Dir Kraft für den Alltag.«[89]

Die Inhaltsstoffe, die in Kuhmilch stecken, sind tatsächlich ausgesprochen wertvoll für die menschliche Ernährung. Das ist zum einen das Eiweiß. Zu durchschnittlich rund 3,3 Prozent besteht Milch aus Proteinen, wovon der Großteil, nämlich etwa 80 Prozent, Kasein ist und der Rest Molkenprotein. Diese Proteine dienen dem menschlichen Muskelaufbau: Kasein langfristig, denn seine Verarbeitung durch den menschlichen Körper dauert mehrere Stunden, die Molkenproteine kurzfristig, denn sie ähneln in ihrer Zusammensetzung den körpereigenen, menschlichen Proteinen so stark, dass sie schnell in körpereigenes Protein umgesetzt werden können.

Und dann ist da das Fett. Dieses Milchfett bestimmt den Geschmack von Milch. Wer einmal Vollmilch mit mehr als den handelsüblichen 3,5 Prozent Fett getrunken hat, weiß, dass Milch mit mehr Fettanteil auch anders schmeckt, irgendwie milchiger. Der Fettgehalt der Milch ist außerdem entscheidend dafür, wie viel von den fettlöslichen Vitaminen A, D, E und K die Milch enthält. Im Verlauf eines Jahres kann der Fettgehalt von Milch durchaus schwanken. Und auch verschiedene Milchkuh-Züchtungen, Haltungs- und Fütterungsarten können den Fettgehalt beeinflussen. So kann Kuhmilch zwischen 3,2 und 6,0 Prozent Fett enthalten. Im Jahr 2017 lag der durchschnittliche Fettgehalt eines Liters Kuhmilch in Deutschland bei 4,09 Prozent.

Neben Milcheiweiß und Milchfett ist der Milchzucker – die Laktose – ein weiterer Bestandteil von Milch, der dafür sorgt, dass die trübe, weiße Emulsion so gesund ist. Zu knapp fünf Prozent besteht Milch aus Milchzucker.

Und dann sind da noch die Mineralstoffe der Milch, allen voran Calcium. Es heißt, dass ungefähr 40 Prozent der Calciummenge, die Menschen in den klassischen Milchgegenden zu sich nehmen, aus Milchprodukten stammen. Das ist nicht unwichtig. Denn Calcium ist der wichtigste Baustein menschlicher Knochen. Wird er ausreichend mit Vitamin D versorgt, ist der menschliche Darm in der Lage, diesen Knochenbaustein aus Milchprodukten herauszufiltern, um ihn für die Regeneration des Skeletts einsetzbar zu machen. Das beugt Osteoporose vor. Jener Alterserkrankung, die man auch als Knochenschwund bezeichnet.

Dass in Milch eine ganze Reihe sehr gesunder Dinge steckt, lässt sich kaum bestreiten. Und trotzdem: Nicht alle Menschen vertragen Milch problemlos. Um zu beschreiben, was Menschen ausmacht, denen Milch nicht so recht bekommt, gibt es den Begriff der Laktoseintoleranz, der in den vergangenen Jahren immer prominenter geworden ist. Wenn die körperliche Intoleranz gegenüber Milchzucker in Europa als eine Art Krankheitsbild dargestellt wird, ist das allerdings etwas verquer. Schließlich ist sie weltweit extrem verbreitet. Mehr noch. Sie ist eine Art *default* der menschlichen Entwicklung. Denn erst jene Genmutation, die vor ein paar Tausend Jahren dazu führte, dass manche Menschen heute bis ins Erwachsenenalter Milch vertragen, sorgte überhaupt dafür, dass wir im Supermarkt zwischen laktosehaltigen und laktosefreien Milchprodukten wählen können. Hätte es diese Genmutation nicht gegeben, wer weiß, ob es dann überhaupt Supermärkte gäbe. Die Milchverträglichkeit ist die Schlüsselbedingung dafür, dass Milch heute den Stellenwert als gesundes Nahrungsmittel hat, den sie hat.

Auch wenn die Milchverträglichkeit unter den menschlichen Bewohnerinnen und Bewohnern des Planeten unterschiedlich ausgeprägt ist, lässt sich über die Frage, ob Milch für jene Menschen, die Laktose gegenüber tolerant sind und die nach ihrem Konsum keine Diarrhö oder sonstige akuten Beschwerden erleiden, gesund oder ungesund ist, natürlich trefflich diskutieren. Denn nur weil die Bestandteile der Milch, also Fett, Zucker, Mineralstoffe und Vitamine, für die menschliche Gesundheit positive Eigenschaften haben, heißt das nicht, dass es nicht auch Argumentationen gibt, nach denen Milch keineswegs so gesund ist, wie es Europas Gesundheits- und Nahrungsmittelpolitik behauptet. Dass Milch gesund ist, ist gängige Lehrmeinung. Und Lehrmeinungen heißen Lehrmeinungen, weil sie als Meinungen wahrgenommen werden. Und Meinungen kann man bekanntlich widersprechen.

Wer sich im Durcheinander der Meinungen zur Milch auf die Suche nach verlässlichen und konkreten Aussagen der Wissenschaft über die gesundheitlichen Aspekte des Milchkonsums macht, erlebt mit großer Wahrscheinlichkeit zunächst Enttäuschung und dann Überforderung. Denn auf die Frage, ob Milch nun eher gesund oder eher ungesund ist, gibt es überraschend viele verschiedene und widersprüchliche Antworten, die noch dazu von vielen Protagonistinnen und Protagonisten der Debatte mit beeindruckender Inbrunst und Vehemenz vorgetragen werden. Als vernünftiger Mensch ist man geneigt anzunehmen, dass es auch beim Konsum von Milch auf die Dosis ankommt, wie bei fast allem, was man dem menschlichen Körper zuführen kann. Wer als Kind einmal viel zu viel Milch in sich hineingeschüttet hat, eventuell in Kakaoform, weiß, dass Milchkonsum sich ab einem bestimmten Punkt alles andere als gesund anfühlt. Ist es also erst die Menge, die Milch ungesund macht? Oder sind es nachträglich hinzugefügte Inhaltsstoffe, zum Beispiel der Zucker im Kakao? Eine prominent im öffentlichen Diskurs zur Milch vertretene Antwort auf beide Fragen lautet: Nein. Denn in den letzten Jahren wurde sehr oft darauf hingewiesen, dass Milch auch ganz allgemein nicht so gesund sei, wie von vielen Menschen angenommen wird und wie es vom überwiegenden Teil der Wissenschaft vertreten wird. Bücher und Dokumentarfilme mit Titeln wie »Die Milchlüge«[90] rütteln am Bild von der gesunden Milch, das jahrzehntelang auch von der Milchwirtschaft gezeichnet wurde. Sich als medizinischer Laie ein Bild davon zu machen, was es mit den teilweise alarmierenden

Thesen von Wissenschaftlerinnen und Wissenschaftlern und Menschen, die sich als solche ausgeben, die der Milch eine schädliche Gesundheitswirkung attestieren, auf sich hat, ist gar nicht einfach. Und zu einer abschließenden Bewertung zu kommen, scheint fast unmöglich.

Ein Wissenschaftler, den die Frage, ob Milch Akne auslöst, nicht mehr losgelassen hat, ist der Dermatologe Bodo Melnik, der an der Universität im niedersächsischen Osnabrück tätig ist. Der Mediziner ist überzeugt, dass Milch als Auslöser einer Reihe von Krankheitsbildern eine viel größere Rolle spielt, als bisher angenommen. »Unter den Teenagern haben in den westlichen Ländern etwa 80 Prozent Akne. Eine entzündliche Hauterkrankung, die nachweislich durch Milchkarenz und Karenz von Milchprodukten vermindert werden kann. Da haben wir einen deutlichen Evidenzgrad, der gesichert ist«, erklärte Melnik einige Jahre nach den ersten Hinweisen auf den Zusammenhang zwischen Milch und Akne während eines Vortrags beim Wissensforum der Universität Osnabrück, der einiges an Gemurmel und Getuschel im Saal verursachte.[91] »Diese Beobachtung hat mich veranlasst, mir Gedanken zu machen, wie es denn überhaupt zu dieser Relation, also zur antientzündlichen Wirkung der Milchkarenz auf Akne, kommt.« Die Schlüsse, die Melnik gezogen hat, dürften jenen, die in der Milchindustrie für die Public Relations zuständig sind, Kopfschmerzen bereiten: »Man muss sich einfach mal mit dem System Milch beschäftigen. Wir alle empfinden die Milch als Nahrungsmittel und unterliegen damit einem absoluten Trugschluss. Die Milch ist ein Sekret der Säugetier-Evolution, gemacht für postnatales Wachstum, und hat damit zwei Aufträge. Nämlich zu ernähren und Wachstum zu fördern.« Sekrete, die Wachstum fördern – das klingt nicht ausschließlich negativ. Es kommt allerdings darauf an, um welches Wachstum es geht. Und hier wird jener Einstieg in die medizinischen Details nötig, der simple Aussagen wie »Milch ist gesund« oder »Milch ist ungesund« als bequem, aber unzureichend erscheinen lässt. »Wenn man sich fragt, wie denn auf zellulärer Ebene die Milch Wachstum fördert, dann kommt man zu einem zellulären Zentralschalter, einem Enzymsystem mTORC1, Mechanistic Target of Rapamycin, einem Enzymkomplex, der drei wesentliche Signale koordiniert, nämlich Wachstumsfaktoren wie Insulin IGF-1, dann die essenziell verzweigtkettigen Aminosäuren und zelluläre Energie. Wenn all das zusammenkommt, kann eine Zelle sich teilen und vermehren. Sie kann dann wachsen«, erklärt Professor Melnik. Genau das stelle die Milch, verglichen mit allen anderen Strukturproteinen, im Übermaß zur Verfügung. Für Melniks Bewertung von Milch hat das eine ganz wesentliche Folge. »Ich sehe Milch als ein Signaleiweiß der Säugetier-Evolution.« Die Milch gebe mit ihren Botenstoffen, den Aminosäuren, das Signal zum Wachstum. So reagiere etwa die Bauchspeicheldrüse auf den Konsum von Milch mit gesteigerter Insulinsekretion. »Jedes Glas Milch gibt einen Insulin-Kick für ungefähr eineinhalb Stunden. Das heißt, die Milch reguliert das mTOR-System nach oben. Genau das ist unser Problem, wenn wir heute die Zivilisationserkrankungen betrachten. Die Molekularbiologie sieht Diabetes, Adipositas, Alzheimer, Demenzerkrankungen und Krebs als mTOR-getriebene Erkrankungen mit erhöhter mTOR-Signal-Transduktion. Das heißt: Wir schleppen in unserer Ernährung ein Signalsystem mit uns rum, das wir durch technologischen Fortschritt, seit etwa 1955 durch Einführung der Kühlschranktechnologie, in immer größerem Maße in unsere Umwelt integriert haben. Wir werden die Milch als Signalsystem neu bewerten müssen. Und wir müssen vor allen Dingen dieses System genauestens analysieren, weil dieses System neben den Eiweißen auch kleine Mikropartikel im Nanobereich transportiert, die Mikro-RNA im Übermaß in die Milchempfänger hineintransportieren.« Unter der in Milch enthaltenen Mikro-RNA sei zum Teil auch onkogene Mikro-RNA wie Mikro-RNA-21, erklärt der Dermatologe. »Das heißt, wir haben es hier mit einer echten Herausforderung für die Ernährungs- und Nahrungsmittelindustrie und auch für die Biochemie zu tun, die nicht nur von der Dermatologie, sondern nur in einem größeren Zusammenschluss von vielen Fachdisziplinen zu lösen ist.« Enzymsysteme, Aminosäuren, Dinge mit englischen Abkürzungen, selten gehörte Fachbegriffe aus der Medizin. Das alles ist natürlich komplex, und Professor Melnik im Detail folgen zu können, setzt fachliche Expertise voraus, die den allermeisten Menschen fehlt. Die Zusammenfassung des Dermatologen aber lässt sich leicht merken. Sie lautet: »Die Milch hat eine ganz übergeordnete Bedeutung. Sie ist ein biologisches Dopingsystem.«[92]

## Wessen Expertise zählt?

Dass am Ende von komplexen wissenschaftlichen Ausführungen oft nur eine einzelne simple Botschaft hängen bleibt, ist einer der Gründe dafür, dass Debatten darüber, ob Milch gesund oder ungesund ist, bisweilen die Züge einer Auseinandersetzung um Bekenntnisfragen tragen. Dafür können die Protagonistinnen und Protagonisten der medizinischen Fachdebatte wie Professor Melnik nichts. Denn wessen Aufgabe, wenn nicht ihre, soll es sein, über die Frage, ob Milch gesund ist oder nicht, Thesen und Argumente auszutauschen? Über die nötige Expertise, um Antworten auf Gesundheitsfragen zur Milch zu liefern, verfügen nun einmal Wissenschaftlerinnen und Wissenschaftler. Nicht Milchvermarkter oder Funktionärinnen, nicht Politikerinnen und Bauern. Doch was, wenn auch die gut informierten Expertinnen und Experten der wissenschaftlichen Community sich gegenseitig widersprechen? Eigentlich ist das der Normalfall, denn fachlich begründeter Widerspruch gehört zum wissenschaftlichen Diskurs. Für interessierte Laien macht das die Situation nicht leichter. Soll man nun Professor Melnik Vertrauen schenken, der in Milch ein Sekret erkennt, das nicht immer vorteilhafte Signale zum Zellwachstum gibt? Oder soll man lieber jenen Expertinnen und Experten vertrauen, die den Milchkonsum unbedenklich finden und sie als nährstoffreiches Lebensmittel sehen? Solche Expertinnen und Experten, die Milch für weitgehend unbedenklich halten, gibt es jede Menge. Man findet sie in jeder Molkerei. Expertinnen und Experten, die Milch mit unterschiedlichen Krankheitsbildern in Verbindung bringen, wie Professor Melnik, gibt es auch einige. Und manchmal dringen sie mit ihren Thesen auch in Medien mit großer Reichweite durch. Für die Milchwirtschaft bleiben sie dennoch Exotinnen bzw. Exoten. Es tobt ein Streit um die Deutungshoheit über wissenschaftliche

Erkenntnisse zur Milch. Und in diesem Streit muss man sich erst einmal zurechtfinden. Denn wie so oft, wenn gestritten wird und unterschiedliche Expertisen aufeinandertreffen, fehlt den Debattenbeiträgen die klare Deklaration als These oder Meinung. Für Laien, die sich über die verschiedenen Gesundheitsfaktoren von Milch nicht in der wissenschaftlichen Fachliteratur informieren, sondern per Google Suche in Blogs, Magazinbeiträgen, Zeitungsartikeln usw., lässt sich oft kaum unterscheiden, was wissenschaftlicher Konsens ist, was eine plausible, aber unbestätigte These, was exotische Einzelmeinung.

Der Dokumentarfilmer Winfried Oelsner widmete sich im Jahr 2016 unter dem Titel »Milch – Ein Glaubenskrieg« der Frage nach der Hoheit bei der Deutung von Milch. Der Titel weist auf ein Problem der Debatte hin. Die Frage danach, wie gesund Milch ist, wird vielfach nicht sehr wissenschaftlich betrieben, sondern wie ein Glaubensstreit. Und wie nähert man sich einem Glaubensstreit an? Indem man versucht, Klarheit zu schaffen. Autor und Regisseur Winfried Oelsner versuchte das in seinem Film, indem er Milchexpertise aus mehreren europäischen Ländern sammelte. Dabei führte ihn seine Recherche unter anderem auch zu Professor Bodo Melnik nach Osnabrück. Was ihm Wissenschaftler in Frankreich, Deutschland, Österreich und der Schweiz über die gesundheitlichen Aspekte von Milch erzählten, liefert Eindrücke aus einer verworrenen Debatte. Darin sind es immer wieder einzelne Mediziner, die aus unterschiedlichen Gründen zu der These gelangen, Milch gelte zu Unrecht als besonders gesundes Lebens- und Nahrungsmittel.

Einer der Mediziner, die kritisch auf die Milch blicken, ist auch der Innsbrucker Ernährungsmediziner Maximilian Ledochowski. Es ist nicht nur die Milch, bei der Ledochowski die Überzeugung vertritt, dass ihre Rolle für die gesunde Ernährung nicht so pauschal als durchweg positiv zu beurteilen ist, wie es staatliche Empfehlungen und die Industrie in ihren Kampagnen vermitteln. Zur Publikationsliste Ledochowskis gehören Kochbücher, in denen er Anleitungen zu milchzucker- und fruchtzuckerfreier Ernährung liefert, und Fachpublikationen, in denen er sich mit Lebensmittelunverträglichkeiten auseinandersetzt. Ledochowski sieht die Ursache für eine ganze Reihe von Lebensmittelunverträglichkeiten in der Art und Weise, wie Milch heute industriell verarbeitet wird. »Milch, wie wir sie heute kennen, hat mit dem ursprünglichen Lebensmittel Milch nur noch sehr wenig gemeinsam. Milch wird in ungefähr 20 bis 30 Schritten verarbeitet, angefangen bei der Erhitzung über die Lagerung, Kühlung, Homogenisierung, Pasteurisierung, Abscheidung von Milchplasma und Milchfetten usw. Da bleibt vom ursprünglichen Produkt am Schluss nur der Name.« Die Entwicklungen der Milchindustrie bei der Verarbeitung von Milch verliefen schlicht zu schnell, als dass sich der menschliche Organismus an sie anpassen könne. »Die Verdauungsfähigkeit von unserem Darm ist natürlich auf die Milch und die Milchprodukte, wie sie ursprünglich waren, abgestimmt. Und an die neuen Entwicklungen, die uns die Lebensmittelindustrie vorgibt, können wir uns nicht adaptieren. Dazu fehlt uns die Zeit, das geht über viele Generationen«, erklärt der Innsbrucker Arzt.[93] Die industriekritische These verfängt bei vielen Menschen. Doch welche Rolle spielt sie in der medizinischen Fachwelt?

Um diese Frage zu beantworten, lohnt ein Blick in sogenannte Metastudien. Also Studien, die eine große Zahl von Einzel- und Primärstudien zusammenfassen bzw. einen inhaltlichen und statistischen Überblick über sie bieten. Metastudien haben zum Ziel, den Stand der Forschung zusammenzufassen. Eine Institution, die dieses Ziel verfolgt, ist das deutsche Max Rubner-Institut. Als Bundesforschungsinstitut für Ernährung und Lebensmittel hat es den Status einer Behörde, die dem Bundesministerium für Ernährung und Landwirtschaft untergeordnet ist. Im November 2014 veröffentlichte das Institut eine ernährungsphysiologische Bewertung von Milch und Milchprodukten. Dafür wurden die damals zur Verfügung stehenden wissenschaftlichen Forschungsergebnisse zusammengetragen und bewertet. Die Zusammenfassung der über 200 Forschungspublikationen, die das Rubner-Institut berücksichtigte, fiel recht eindeutig aus: »Milch und Milchprodukte sind elementare Bestandteile von Ernährungsempfehlungen in mindestens 42 Ländern. Die Empfehlungen liegen bei täglich 1–3 Portionen. Der Milchverzehr in Mitteleuropa hat eine Tradition von über 7000 Jahren, er ging mit einem starken evolutionären Vorteil für die Entwicklung der Menschheit einher. Bekanntermaßen stellen

Milch und Milchprodukte eine günstige Quelle für einige essenzielle Nährstoffe dar. Unter den heutigen Ernährungsbedingungen sind Milch und Milchprodukte für die Versorgung mit Calcium sowie weitere Mikronährstoffe wichtig. Charakteristisch für diese Lebensmittelgruppe ist die einzigartige Zusammensetzung des Milchfetts. Nachdem das Milchfett auf Grund des hohen Gehaltes an gesättigten Fettsäuren lange Zeit als ernährungsphysiologisch ungünstig eingestuft wurde, erfolgt gegenwärtig eine Neubewertung. Epidemiologische Daten deuten darauf hin, dass der übliche Verzehr von Milch und Milchprodukten entweder neutral ist bezüglich des Risikos für verschiedene Krankheiten oder mit einem geringeren Erkrankungsrisiko assoziiert ist (z.B. KVE, Bluthochdruck, Diabetes). Lediglich für Prostatakrebs geht ein sehr hoher Verzehr mit einem erhöhten Risiko einher. Darüber hinausgehend sind in der Literatur keine gesundheitlich nachteiligen Wirkungen dieser Lebensmittelgruppe bekannt. Der aktuelle Verzehr in Deutschland liegt mit ca. 190 g/Tag niedriger als die Zufuhrempfehlung der Deutschen Gesellschaft für Ernährung. Unter Berücksichtigung der Zufuhr Milch-spezifischer essenzieller Nährstoffe ist auf Bevölkerungsbasis keine Steigerung des Milchverzehrs erforderlich, um das präventive Potenzial von Milch und Milchprodukten voll auszuschöpfen.«[94] Das sagt die Wissenschaft. Und an dieser Bewertung hat sich seither nichts maßgeblich geändert.

Trotzdem kommen einzelne Studien und auch einzelne Ärztinnen und Ärzte wie Ledochowski in ihrer alltäglichen Arbeit mit Patientinnen und Patienten immer wieder zu dem Schluss, dass Milch doch nicht so gesund ist, wie es der Großteil der wissenschaftlichen Studien feststellt. Bernhard Watzl, der Leiter des Max Rubner Instituts, betrachtet das mit Gelassenheit: »Wenn Ärzte diese Erfahrungen mit Patienten machen, dann ist das eine Erfahrung, die für sich steht und die ich in keiner Weise infrage stellen kann. Die Problematik, die ich sehe, ist: Es sind Einzelfälle. Und es entspricht nicht dem wissenschaftlichen Vorgehen, von Einzelfällen und Erfahrungen auf die allgemeine Bevölkerung Übertragungen zu machen.«[95] Ein allzu unkritisches Schließen vom Einzelfall auf die Allgemeinheit der Fälle verbietet sich in der Wissenschaft. Im Journalismus gilt diese Regel nicht so streng. Diesen Eindruck muss zumindest gewinnen, wer die Berichterstattung über die gesundheitlichen Aspekte der Milch ein wenig verfolgt. Watzl warnt Journalisten davor, sich beim Berichten über die Risiken des Milchkonsums nur auf Einzelstudien zu beziehen. Schließlich würde man fast immer eine Studie finden, die das eigene Argument stützt, genauso wie sich fast immer eine Studie finden ließe, die der eigenen Interpretation widerspricht. Doch erst aus der Gesamtheit der Datenlage lassen sich einigermaßen objektive Bewertungen ableiten. Und darum geht es nun einmal beim wissenschaftlichen Vermessen von Gesundheitsrisiken. Aber sehen das wirklich so viele Menschen anders, wie in der milchwirtschaftlichen Szene gerne behauptet wird? »Im Internet, in der Laienpresse und in PR-Kampagnen wird die Milch häufig als ein Risikofaktor für verschiedene ernährungsmitbedingte Erkrankungen genannt«, beklagte 2015 das Kompetenzzentrum für Ernährung in Freising bei München und gab eine Publikation unter dem Titel »Freispruch für die Milch!« heraus.[96] Ein sonderbarer Titel für eine wissenschaftlich fundierte, staatliche Publikation, der suggeriert, dass die Milch angeklagt worden sei. Aber wenn es stimmt, dass wirklich so unverhältnismäßig oft Berichte über Gesundheitsrisiken, die in der Milch stecken, erscheinen und dass so viele Menschen die Unbedenklichkeit von Milch bezweifeln, sodass die Milch unbedingt von staatlichen Forschungsstellen in Schutz genommen werden muss, wieso steigt dann die produzierte Milchmenge weiter?

Vermutlich steckt hinter dem bei vielen Menschen verbreiteten Gefühl, dass die Milch unerwünschte gesundheitliche Nebenwirkungen haben könnte, zum Teil dieselbe allgemeine Skepsis gegenüber der Lebensmittelproduktion, die auch dafür sorgt, dass sich Menschen natürliche Tierhaltungs- und Anbaumethoden in der Landwirtschaft wünschen. Das ist nichts Verwerfliches. Nur ist eben auch nicht immer etwas dran, an dem, was Menschen sich unter den negativen Folgen der Lebensmittelproduktion von heute vorstellen, und an den Strategien, die sich Menschen überlegen, um diesen negativen Folgen zu entgehen. Das zeigt sich nicht nur bei der Milch. Im Jahr 2017 befragte das Beratungsunternehmen PricewaterhouseCoopers deutsche Verbraucherinnen und Verbraucher, weshalb sie Bio-Lebensmittel einkaufen. 52 Prozent der Befragten gaben an, zu Bio-Produkten zu greifen, weil diese ihrer Meinung nach nicht mit gesundheitsschädlichen Substanzen wie Pestiziden behandelt würden.[97] Als die Gesellschaft für Konsumforschung GfK im Auftrag der Vermarktungsgesellschaft von Agrarmarkt Austria im Januar 2018 1762 Konsumentinnen und Konsumenten fragte, was sie mit Bio-Lebensmitteln assoziieren, landete hinter »keine Chemie, Spritzmittel, Kunstdünger, Giftstoffe« das Thema »Gesundheit, gesunde Ernährung« auf Platz zwei. 47 Prozent der Befragten verbanden Bio vor allem mit dem Verzicht auf Chemie, 21 Prozent der Befragten dachten bei Bio-Lebensmitteln zuerst an die Gesundheit. In derselben Erhebung wurde festgestellt, dass 27 Prozent der Befragten spontan die Gesundheit nannten, als sie nach dem wichtigsten Kaufmotiv für Bio-Lebensmittel gefragt wurden. Drei Jahre zuvor, 2015, hatten sogar noch 30 Prozent die Gesundheit als ausschlaggebend genannt.[98] Positive Auswirkungen auf die Gesundheit sind eines der wichtigsten Argumente für den Kauf von Bio-Lebensmitteln. Dabei gibt es streng genommen gar keinen wissenschaftlichen Beleg dafür, dass Bio-Lebensmittel allgemein gesünder sind als konventionelle Lebensmittel. Was die Milch betrifft, unterscheidet sich die biologisch hergestellte lediglich durch einen leicht erhöhten Gehalt an Omega-3-Fettsäuren von konventionell produzierter Milch.[99] Bei der Einschätzung der gesundheitlichen Aspekte von Lebensmitteln geht es also gar nicht immer um nüchterne Fakten. Überraschen sollte das eigentlich niemanden.

Die These, dass Milch zu konsumieren gesundheitlich riskant sei, kann sich im wissenschaftlichen Mainstream bisher nicht durchsetzen. Das heißt nicht, dass die Hinweise, die Wissenschaftler wie Maximilian Ledochowski, Bodo Melnik und andere darauf liefern, dass die gängige Lehrmeinung überarbeitet werden müsse, von anderen Wissenschaftlerinnen und Wissenschaftlern nicht ernst genommen würden. Das Max Rugner Institut schreibt in seiner Ernährungsphysiologischen Bewertung von Milch und Milchprodukten, es bestehe ein hohes Interesse, die Kenntnisse zu den Inhaltsstoffen der Milch weiter voranzutreiben, und nennt auch eine Reihe von Fragen, an deren Beantwortung die Forschung unbedingt weiterarbeiten müsse: »Welche Bedeutung besitzt der Fettgehalt für die gesundheitliche Wirkung? Unterscheiden sich gesättigte Fettsäuren der Milch hinsichtlich des Risikos für kardiovaskuläre Erkrankungen von anderen Quellen gesättigter Fettsäuren? Wie bedeutend ist die Fütterung der Rinder für die ernährungsphysiologische Wirkung der Milch? Welche physiologischen Wirkungen gehen von Peptiden aus, die beim Verdauen von Milchprotein im Dünndarm entstehen? Welche Rolle spielen die Mikroorganismen sowie deren Metaboliten in fermentierten Milchprodukten für die Gesundheit? Welche Bedeutung haben bestimmte RNA-Bestandteile in der Milch (microRNA) für die Gesundheit des Menschen?« Zur letzten Frage, zu der der Osnabrücker Dermatologe Bodo Melnik forscht, stellt das Institut fest: »Das Vorkommen von Rinder-spezifischer microRNA in der Milch und deren Bioverfügbarkeit sowie Bioaktivität beim Menschen stellt eine hochaktuelle sowie gesundheitlich relevante neue Forschungsfrage dar.« Eine glasklare Antwort auf die Frage, ob Milch gesund ist, die jeden kritischen Geist abschließend überzeugt, kann die Wissenschaft eher nicht liefern. Die Antwort, die sie liefern kann, lautet ungefähr so: Bislang deuten die Ergebnisse der Forschung darauf hin, dass Milch ein unbedenkliches Lebensmittel für all jene ist, die grundsätzlich in der Lage sind, Milchzucker aufzuspalten. Das impliziert vor allem eines. Nämlich, dass Milch nicht für alle Menschen gleichermaßen gesund und bekömmlich ist. Unabhängig von jeder Wissenschaft: Damit muss man leben.

# 08 Milchimage

## Über gepflegte Mythen

Ein männliches Gesicht unter einer Melone. Das rechte Auge mit einer Art Korona geschminkt. Dazu eine Synthesizer-Version von Henry Purcells »Music for the Funeral of Queen Mary«. So beginnt Stanley Kubricks Filmadaption von »A Clockwork Orange«, die heute wohl bekannter ist als die Romanvorlage von Anthony Burgess. Die Kamera zoomt aus dem Bild und zu sehen sind Alex und die Droogs. Vier sonderbare Gestalten in der 1971er-Variante einer futuristischen Bar. Und sie trinken: Milch. Der Name der Bar lautet Korova-Milchbar. Korova ist das russische Wort für Kuh. Die weiße Flüssigkeit in den Gläsern der Protagonisten soll fiktive Mixgetränke aus Milch und Psychedelika darstellen. »Wir saßen in der Korova-Milchbar und tranken die gute alte Moloko-Plus mit Messern drin«, lautet der erste Satz des Films in der deutsch synchronisierten Fassung. Moloko ist ebenfalls russisch und bedeutet Milch. Burgess und Kubrick haben mit Roman und Verfilmung eine popkulturelle Referenz geschaffen, in der Milch nicht ganz unschuldig davonkommt. Denn die Korova-Milchbar ist darin der Ausgangspunkt für einen Gewaltrausch. Quentin Tarantino lässt Christoph Waltz in der Rolle des SS-Schergen Hans Landa in »Inglourious Basterds« ein Glas Milch trinken, während er einen Bauern auf der Suche nach versteckten Juden verhört. Ethan und Joel Coen lassen Javier Bardem als Killer Anton Chigurh in »No Country For Old Men« Milch trinken, bevor er Menschen mit einem Schlachtschuss-Apparat tötet. Das Spiel mit der Unschuld von Milch spielen Regisseurinnen und Regisseure, Autorinnen und Autoren gern. Der französische Philosoph Roland Barthes sah in Milch gar den »Gegen-Wein«, und zwar

»weil die Milch in der großen Morphologie der Substanzen durch ihre molekulare Dichte, ihre cremige und also lindernde Beschaffenheit im Gegensatz zum Feuer steht: Der Wein ist einschneidend, er verwandelt und entbindet; die Milch ist kosmetisch, sie bindet, bedeckt, stellt wieder her. Außerdem ist ihre Reinheit, in Verbindung mit der kindlichen Unschuld, ein Zeichen von Kraft, Zeichen einer unverzerrten, ungehemmten, vielmehr ruhigen, makellosen, durchsichtigen Kraft in voller Harmonie mit der Wirklichkeit.«[100] Bei so viel philosophischem Milchpathos stellen sich wichtige Fragen: Wie sehr lebt die Milch von ihrem Image und wieviel hat dieses Image mit der Realität der Milchwirtschaft zu tun? Über solche und andere Fragen wird einmal jährlich auch in Wien diskutiert. Nämlich dann, wenn Agrarmarkt Austria, die Vermarktungsgesellschaft der österreichischen Landwirtschaft, kurz »die AMA« genannt, zum Milchsymposium lädt.

Im Einladungstext zum Milchsymposium im Jahr 2018 hieß es: »Während wir per Mausklick in Sekundenschnelle einmal um den Globus surfen, können Lebensmittel nicht regional genug sein. Wir schauen uns die Milchkühe vom Bauernhof ums Eck im World Wide Web an. Möglichst naturbelassen sollen Milch und Milchprodukte sein, jedoch den Bedürfnissen moderner Ernährungstrends entsprechen. Das diesjährige AMA-Milchsymposium verhandelt dieses Spannungsfeld zwischen technisch moderner Produktion und Konsumentenerwartung. Ebenso widmet es sich der Wahrnehmung unserer Landwirtschaft und der Kommunikation darüber, der Ambivalenz von Tradition und Innovation.« Das Spannungsfeld zwischen Konsumentenerwartung und der landwirtschaftlichen Realität ist eine Art Dauerthema der Landwirtschaft. Dass dabei die Rede von einem Spannungsfeld ist, impliziert, die Konsumentinnen und Konsumenten stünden der Realität moderner Agrarproduktion in irgendeiner Art und Weise kritisch oder konflikthaft gegenüber, gar mit Befremden und Ablehnung. Der Eindruck ist wohl auch nicht völlig falsch. Ein von einigen, vor allem den konventionellen Agrarverbänden immer wieder vorgebrachtes Narrativ lautet: Die Menschen wollen günstige und sichere Lebensmittel, aber sie erwarten, dass die so produziert werden, wie es ihnen die Werbung vorgaukelt, obwohl das schlicht unrealistisch ist.

Das Milchsymposium findet im Hochhaus der Raiffeisenbank statt. Die Wiener Innenstadt liegt gleich gegenüber, auf der anderen Seite des Donaukanals. Am Eingang steht eine Milchkönigin in Tracht und mit breiter Schärpe in den niederösterreichischen Landesfarben zur Begrüßung bereit. Es gibt ein Buffet, das die Bandbreite der österreichischen Milchwirtschaft zeigt. »Landessa Ice Coffee Vanilla« aus Pappbechern im Dosenformat, Joghurt zum Trinken oder Löffeln in unterschiedlichsten Geschmäcken, Vollmilch, Halbfettmilch - das volle Programm. Die Wände im Veranstaltungssaal schmücken Plakate des Milchmarketings aus verschiedenen Jahrzehnten. »Milch hilft deiner Schönheit«. »Milchtrinker leisten mehr«. »Milch - unser bestes Getränk«. »Gute Fahrt mit Milch«. »Wer für das Leben taugen soll, der treibt es schon beim Saugen toll«. »Die 2 Schlankmacher - Saure Milch und Joghurt«. Milch-Werbebotschaften aus vergangenen Jahrzehnten haben etwas Komisches. Denn das Image von Milch erlebt einen stetigen Wandel.

Eine Art Ikone der Milchkultur früherer Jahrzehnte ist die Milchbar. Hier fand Anthony Burgess Anfang der 1960er Jahre vermutlich eine Inspiration für seine futuristisch-dystopische Korova-Milchbar. In den USA der Prohibitionszeit, aber auch im Europa der 1930er bis 1960er Jahre war die Milchbar beliebter Treffpunkt für junge Leute, der bis heute eng mit der kollektiven Erinnerung an die Nachkriegsjahre und den wirtschaftlichen Aufschwung in den ersten Jahrzehnten nach dem Zweiten Weltkrieg verbunden ist.

Auch die jüngere Vergangenheit liefert aufschlussreiche Episoden über das Image von Milch. Es gab vor ein paar Jahren die verbreitete *urban legend*, wonach ein beträchtlicher Teil der Kinder angeblich Kühe für lila hielt. Die Werbung für einen Schokoladenhersteller sollte daran schuld gewesen sein, dass Kinder die landwirtschaftliche Realität nicht mehr kannten und stattdessen den allseits bekannten Marken-Farbton Pantone 17-3730 für die Farbe von Kühen hielten. Richtig viel Wahres war an dieser Legende wohl nie. Wer wollte, konnte das auch schon damals nachlesen. Christoph Drösser ging 2007 für »Die Zeit« der Legende auf den Grund und überprüfte, ob an der These von der durch Werbung veränderten kindlichen Kuhvorstellung etwas dran war. Seine Antwort: Eher nicht. Er brachte damals in Erfahrung, dass es Mitte der Neunzigerjahre in Bayern einen Malwettbewerb für Grundschülerinnen und Grundschüler gegeben hatte und dass fast ein Drittel der teilnehmenden Kinder eine Kuh violett bzw. lila ausgemalt hatte. Das fanden Soziologen der Universität Marburg so spannend, dass sie eine Studie dazu anfertigten, in der sie das Naturbild von Kindern genauer untersuchen wollten. Das war 1997. Die Forscherinnen und Forscher fanden heraus, dass Kinder dazu neigen, die Natur zu idealisieren und zu verklären, und zwar zu einem Bereich, in dem der Mensch nichts verloren hat. Diesem Befund gaben sie den Namen »Bambi-Syndrom«. Dass Kinder Kühe tatsächlich für lila hielten, konnten die Forscher, die ihre Studie im Jahr 2003 mit Schülerinnen und Schülern wiederholten, allerdings nicht feststellen.[101]

Auch wenn an ihr nicht besonders viel gestimmt hat: Die Legende von den lila Kühen traf einen Nerv. Und deshalb wurde sie so gern weiterverbreitet. Die Verbindung zwischen Landwirtschaft und den Verbraucherinnen und Verbrauchern ihrer Produkte ist heute deutlich weniger eng als in früheren Zeiten. Das illustrierte die Legende mit den Kühen im Werbefarbton. Und genau das bemängeln Agrarverbände ja immer wieder, wenn sie von einem Spannungsfeld zwischen der landwirtschaftlichen Realität und den Erwartungen der Öffentlichkeit sprechen. Bei fast jeder Diskussionsrunde, bei jeder Tagung und auf jedem Podium, auf dem sie Platz nehmen, äußern sie den Wunsch nach einer Gesellschaft, die ein realistisches Bild von der Landwirtschaft hat, möglichst ohne idyllische Verklärung durch Werbung für landwirtschaftliche Produkte. Dieser Anspruch ist natürlich nur schwerlich haltbar. Denn welche Werbung kommt schon ohne Verklärung, ohne inszenierte Bildsprache und Idealisierung aus? Es ist wohl zu einem gewissen Grad auch die Landwirtschaft selbst, die ein Interesse daran hat, dass ihre Arbeit romantischer dargestellt wird, als sie es vielleicht ist? Was Menschen aus der Landwirtschaft immer wieder entsetzt, ist das geringe Wissen über Agrarproduktion, das durchschnittliche Konsumentinnen und Konsumenten haben. Die Frage, die sich viele Landwirtinnen und Landwirte auch in der Milchviehhaltung stellen, lautet: Wieso sollen ausgerechnet Menschen, die sich mit Tierhaltung kaum auskennen, entscheiden, welche Formen der Tierhaltung artgerecht und legitim sind, und welche nicht? Die Fragestellung birgt einigen politischen Diskussionsstoff, bei dem es nicht nur um Tierwohl geht, sondern auch darum, zu entscheiden, wer Standards setzt und wie hoch sie liegen sollen. Die Standards in der Milchviehhaltung bestimmen darüber, wie es den Milchkühen geht und wie es an den Orten, an denen sie gehalten werden, aussieht. Das sind nach wie vor Bauernhöfe. Nur sehen Bauernhöfe eben nicht zwingend aus wie idyllische Landhäuser in traumhafter Ruhelage mit angrenzendem Stall. Die gibt es auch. Und wer Urlaub auf dem Bauernhof machen möchte, der findet touristisch aufbereitete, idyllische Höfe in ganz Europa. Immer häufiger findet man in vielen Gegenden Europas jedoch auch Bauernhöfe, auf denen Urlaub nicht unbedingt das Erste ist, an das man denkt, wenn man sie betritt. Moderne Agrarbetriebe nennen sie manche, andere nennen sie Tierfabriken. Für manche ist der erste Begriff ein rotes Tuch, für andere der zweite. Denn Begriffe sind umkämpftes Terrain, wenn es um die Pflege des Images von Milch geht. Das ist auch nichts Neues. Es ist schon seit ein paar Tausend Jahren so, dass die Milch bestimmter Nutztiere eine Rolle in der Lebensmittelversorgung von Menschen spielt. Und trotzdem ist Milch zu trinken oder sie in welcher Form auch immer zu sich zu nehmen bis heute nicht völlig selbstverständlich. Eine besonders spärliche Mahlzeit besteht aus Brot und Wasser. Nicht aus Brot und Milch. Milch bleibt eine Spezialität. Und wie das mit Spezialitäten häufig ist, wurde und wird um die Milch eine Vielzahl mythologischer Erzählungen erfunden. Was sonst sollte Spezialitäten auch ihre Besonderheit verleihen?

Am Anfang war die Milch. Das gilt für die Ernährung jedes Säugetiers. Dass Menschen auch in längst vergangenen Zeiten auf die Idee gekommen sind, diesen Umstand in reichhaltig ausgeschmückte Mythen und Legenden zu kleiden, ist gar nicht sonderlich überraschend. Und so blickt die Milch auf eine lange Geschichte nicht nur als Produkt, sondern auch als Mythos zurück. Und damit ein Mythos seine Kraft nicht verliert, muss er gepflegt werden. Einen Mythos zu pflegen, ist eine anspruchsvolle Aufgabe. Das gilt vor allem für alte Mythen. Denn Mythen verlieren häufig an Strahlkraft und geraten in Vergessenheit. Genauso wie Waren, Güter und Marken, die besonders lange auf Märkten etabliert sind, manchmal ihren Glanz verlieren, wenn er nicht gepflegt wird. Nun ist Milch nicht unbedingt eine klassische Marke. Aber ein Image, das man pflegen kann und das vielleicht sogar pflegebedürftig ist, hat die Milch allemal. Schließlich ist auch ein Image eine besondere Form des Mythos, und vom guten Image der Milch hängt es ab, ob Verbraucherinnen und Verbraucher es als völlig natürlich, alltäglich und selbstverständlich erachten, jährlich im Durchschnitt bis zu 80 Liter Milch zu sich zu nehmen. Der israelische Autor Yuval Noah Harari beschreibt das, wenn auch nicht bezogen auf den Milchkonsum, so: »Eine natürliche Ordnung ist eine stabile Ordnung. Die Schwerkraft wird nicht mit einem Mal aufhören zu existieren, nur weil wir nicht mehr an sie glauben. Im Gegensatz dazu läuft eine erfundene Ordnung ständig Gefahr, in sich zusammenzufallen wie ein Kartenhaus, weil sie auf Mythen gebaut ist, und weil Mythen verschwinden, wenn niemand mehr an sie glaubt. Um eine erfundene Ordnung aufrechtzuerhalten, sind konstant große Anstrengungen erforderlich.«[102] Und deshalb gibt es Milchsymposien mit Sujets der Milchwerbung aus verschiedenen Jahrzehnten, während die Schwerkraft nicht aufwendig beworben werden muss, damit Menschen an ihre Natürlichkeit glauben.

Viele Menschen, die der Milchwirtschaft nahestehen, erleben in letzter Zeit, dass das Image der Milch in der Öffentlichkeit leidet. Trotz weltweiten Booms. Trotz immer neuer Milchprodukte. Der Mythos um die Milch scheint aus ihrer Perspektive schwer angeknackst. Gunther Hirschfelder, Professor aus Regensburg, Kulturanthropologe und vergleichender Kulturwissenschaftler, sieht dafür gute Gründe. Beim Milchsymposium in Wien im Jahr 2017 erklärte er den versammelten Honoratioren der österreichischen Milchbranche, welche das sind: »Fraglos ist Milch ein wertvolles Kulturgut. Allerdings wird darüber gestritten, und oft steht Milch sogar in der Kritik, wird gelegentlich sogar als Gift bezeichnet. Dies könnte man belächeln; Fakt ist aber, dass eine tiefgreifende Verbraucherverunsicherung zu konstatieren ist. Im postfaktischen Zeitalter verstärken Fake News diese Konfusion zudem, insbesondere bei den Generationen der unter 35-Jährigen. Diese neuen Realitäten – kritisches Konsumverhalten einerseits und ein Skandalisierungsdruck seitens der Medien andererseits – führen dazu, dass die

Milch gewissermaßen ihre Unschuld verloren hat, dass sie zunehmend ein Imageproblem hat und Anstrengungen erforderlich sein werden, dass der Ruf der Milch auch künftig einwandfrei bleibt.« Verbraucherverunsicherung in postfaktischen Zeiten, kritisches Konsumverhalten, skandalisierende Medien? Das klingt erst einmal so, als hätte sich an der Milch selbst nicht viel geändert, als hätte sich nur der Blick der Menschen auf die Milch gewandelt. Viele in der Milchwirtschaft bemängeln wie der Regensburger Professor, dass die Verbraucherinnen und Verbraucher viel zu kritisch geworden seien. Gegenüber kritischen Menschen sind Mythen natürlich nur schwer aufrechtzuerhalten. Die katholische Kirche kennt das mühsame Problem kritischer Menschen als Aufklärung. Verteidiger des Patriarchats kennen es als Feminismus. Verschwörungstheoretikerinnen und -Theoretiker kennen es als Realität. Dass Milch ihre mythische Strahlkraft verloren hat und das Image der Milch nicht mehr makellos ist, oder die Milch ihre Unschuld verloren hat, wie Professor Hirschfelder es ausdrückt, hängt nicht einfach mit Fake News und Skandalisierung zusammen. Es hängt auch damit zusammen, dass es seit jeher kein leichtes Unterfangen ist, Dingen, die in Massen vorhanden sind, einen Mythos oder eben ein exklusives Image zu verpassen. Massenware mit tollem Image, die frei von Kritik bleibt, gibt es kaum. Das Image von Milch leidet darunter, dass das, was den uralten Milchmythos ausmachte, nicht zur Realität der heutigen Milchindustrie passt. Die meisten Menschen, die sich gern eine unschuldige, reine und nährstoffreiche Quelle des Lebens vorstellen, stellen sie sich ungern in einer Fabrik vor. Das kann man naiv nennen. Aber welcher Mythos kommt ohne Naivität aus?

## Rückblick in eine heile Milchwelt

Wer sich für *look and feel* von Milch und für ein Milchimage zu Zeiten eines von Kritik weitgehend verschonten Milchmythos interessiert, muss dafür in die Vergangenheit blicken. Und dort wird man auf eine ganze Menge Naivität stoßen. In dieser Vergangenheit spielen Anekdoten wie diese: »Obwohl die Wachau, das hügelige Rebenland längs der Donau in Niederösterreich, bekannt ist für ihren guten Wein, liebte meine Großmutter, aus Krems an der Donau stammend, kein Getränk so sehr wie Milch. Sie hatte ein rosiges Gesichtchen und schwor, dass sie ihre glatte, helle Haut nur dem reichlichen Genuss von Milch verdanke. Als ich in das Alter kam, in dem bei Mädchen die Eitelkeit erwacht und sie plötzlich ungeheißen mehrmals am Tag nach dem Kamm greifen und die Fingernägel zu pflegen beginnen, nahm Großmama mich einmal still in ihr Zimmer, verschloss die Tür und zeigte mir, sehr geheimnisvoll tuend, die Wangen von leichtem Rot überhaucht, ihre Zauberkur, die sie wöchentlich zweimal anwandte. Sie schämte sich ein bisschen ihrer Eitelkeit, und ich musste versprechen, strenges Stillschweigen zu bewahren. Die kleinen weißen Löckchen der Siebzigjährigen zitterten leise, als sie mir eifrig zeigte, wie man eine halbe Tasse süßen Quark mit ein wenig Milch zu einem glatten Brei rührt. Sie legte sich auf das alte Biedermeiersofa und strich die dickliche Masse auf Stirn, Wangen und Kinn. Dann hieß sie mich, ganz stille sein, schloss die Augen und lag unbeweglich, völlig entspannt da. Ich saß am offenen Fenster, dessen weiße Tüllgardinen sich leise im Sommerwind bauschten, und wunderte mich. Viele Jahre, ja Jahrzehnte sind seither vergangen. Niemand wundert sich heute über Großmamas, die ihr Gesicht sorgfältig pflegen. Heute ist auch die Quarkmaske, die nach zwanzig bis dreißig Minuten behutsam mit lauwarmem Wasser abgewaschen wird, ziemlich bekannt. Eine gute Hautcreme, anschließend sanft eingeklopft, beendete die Quarkkur. Wir tranken dann beide ein Glas Milch, und Großmutter meinte, nun sei sie so erfrischt, dass sie gern einen Strauß- oder Lanner-Walzer tanzen würde. Und ich? Ich wartete nicht ab, bis ich Großmutter war. Ich begann schon als junge Frau mit der Quarkmaske, und im Sommer will ich mein Töchterchen in Großmamas Geheimnis, das längst keins mehr ist, einweihen.« Diese Anekdote schrieb Hedy Stauder 1953 in »Frisch & Froh«, einer heute bizarr anmutenden Publikation für Konsumentinnen und Konsumenten, die in den 1950er Jahren zweiwöchentlich erschien und die ihre Entsprechung heute in zahlreichen Blogs, Websites, Kampagnen und Publikationen von Milcherzeuger-Verbänden findet.

Inge Sch. hatte ein Problem, wenn man der Leserbriefseite von »Frisch & Froh« aus der Oktoberausgabe 1953 glaubt. An die Redaktion wandte sie sich mit einem dringenden Anliegen: »Meine hellblauen Glacéhandschuhe sind mein Stolz. Richtiger gesagt, sie waren es. Denn trotz aller Vorsicht konnte ich es nicht vermeiden, dass sie mit der Zeit fleckig geworden sind. Ich möchte sie nicht gern in die Reinigung geben, weil sie so überaus empfindlich sind, und ich fürchte, die Behandlung mit Chemikalien könnte die wunderhübsche Farbe ausbleichen. Kann ich sie selbst säubern?« Es ist schon überraschend, dass sich die Leserinnen und Leser der »Kundenzeitschrift für die Milchwirtschaft« ausgerechnet mit solchen Anliegen an die Redaktion gewandt haben sollen, damals, in den 1950er Jahren. Die Antwort der Redaktion fällt genauso überraschend aus: »Es ist kaum anzunehmen, dass Ihre Handschuhe bei einer chemischen Reinigung leiden, denn man verfährt dort sehr schonend mit dem Reinigungsgut. Dennoch will ich Ihnen gern verraten, wie Sie Ihre hellen Glacés selbst von den Flecken befreien können. Milch wird sie wunderbar auffrischen. Tauchen Sie einen weißen Lappen in Milch und reiben Sie damit alle Flächen sorgfältig heraus. Das Läppchen darf nicht zu nass sein. Nach dem Reinigen tragen Sie ein wenig gute farblose Ledercreme hauchdünn auf und polieren sogleich nach.« Heutzutage muss sich die Milchwirtschaft schon etwas mehr einfallen lassen als Hinweise auf die Wirkung milchgetränkter Läppchen, um Milch abzusetzen. Damals, 1953, war die Kundenzeitschrift, die vom Milchmann gemeinsam mit der Frischmilch regelmäßig gebracht wurde, der State of the Art im Milchmarketing. Früher war nicht alles besser. Das Image der Milch im Allgemeinen vielleicht schon. In derselben Ausgabe von »Frisch & Froh« aus dem Oktober 1953 sind noch weitere skurrile Leserbriefe abgedruckt. Da schreibt Otto E. aus Gerolstein: »Männer sollten nicht so eitel sein wie Frauen, aber gepflegt sollen auch sie aussehen. Das werden Sie mir gewiss zubilligen. Mir gefällt leider mein Gesicht ganz und gar nicht, obwohl es nicht gerade hässlich zu nennen ist. Ich habe Mitesser und Pickel in Mengen, und so viel habe ich ausprobiert, doch die besten Cremes helfen nichts. Die Schönheitsfehler bleiben. Können Sie mir helfen?« Auch hier weiß die kundige Redaktion von »Frisch & Froh« sehr bodenständigen Rat: »Wenn Sie nicht ständig Ihre Cremes wechseln, sondern bei einer bleiben, die Sie für gut halten, so ist schon viel gewonnen. Das Wichtigste aber ist Ihre Ernährung. Es wäre ratsam, dass Sie sich einmal gründlich entschlacken, aber nicht unter Anwendung roher Gewaltmaßnahmen, bitte! Essen Sie viel Obst, Salate und rohes Gemüse, vor allen Dingen aber trinken Sie viel frische Milch, und nehmen Sie jeden Morgen nüchtern eine Flasche Joghurt. Schon in wenigen Wochen werden Sie eine erhebliche Besserung feststellen können.«

Natürlich waren auf den Leserbriefseiten von »Frisch & Froh« in den 1950er Jahren auch Milchbars ein Thema. Die Leserinnen und Leser hatten dazu teilweise sehr konkrete Fragen. »Man kann nicht immer in der Milchbar sitzen. Aber mittlerweile bin ich derart von den raffinierten Milch-Cocktails angetan, dass ich sie mir auch selbst einmal mixen möchte. Die nötigen Geräte fehlen mir leider. Ist es nun waghalsig, doch einmal so einen Cocktail fürs Heim zu wünschen, der belebend, wohlschmeckend und erfrischend ist und den man rasch herstellen kann?«, fragt Irmingard S. aus Düsseldorf. Natürlich kennt die Redaktion der Milchzeitschrift eine passende Antwort: »Einen eiligen Cocktail, der für Ihre Wünsche wie gerufen passt, will ich Ihnen rasch verraten: 2 Zitronen reiben Sie sauber, schälen sie dann sehr dünn, pressen den Saft aus und lassen die Schalen zwei Stunden darin ziehen (also doch nicht so furchtbar eilig! Verzeihen Sie mir!). Dann gießen Sie den Saft ab, geben ½ Liter Apfelsaft dazu und füllen die Mischung auf mit einem halben Liter Vollmilch, die Sie in der Zwischenzeit gekühlt und geschlagen haben, und servieren Ihren Cocktail in Gläsern. Wenn Sie noch einen Schuss Mineralwasser hinzugeben, erinnert das Ganze an spritzigen Sekt. Prosit!«

Andere Leser interessierten sich nicht nur für Milchrezepte, um Milch-Drinks zu Hause zu genießen, sondern wollten gleich eine eigene Bar eröffnen und erkundigten sich nach der richtigen Ausbildung. »In Ihrer Zeitschrift las ich, dass man das Milchmixen erlernen kann. Ich habe Landwirtschaft erlernt und stehe jetzt im kommenden Frühjahr vor der Kaufmannsprüfung«, schreibt der Leser Gustav A. aus Bad Zwischenahn da. »Dankbar wäre ich Ihnen, wenn Sie mir eine Auskunft geben könnten, wo ich einen Lehrgang machen kann und wie lange er dauert. Ich grüße Sie als begeisterter Milchtrinker.« Die Frage aus der Zeit vor Internet und Google erhält von der Redaktion der Milch-Zeitschrift eine Antwort, wie man sie als Medium auch nur in Zeiten vor Internet und Google abdrucken konnte: »Gewiss lässt sich das Milchmixen erlernen. Es werden Kurse in Ruhpolding (Bayern) und in Hamburg abgehalten. Auch in Köln sollen demnächst Lehrgänge stattfinden. Wir bitten Sie aber, sich wegen der näheren Einzelheiten an folgende Adresse zu wenden: Verein zur Förderung des Milchverbrauchs e.V., Frankfurt am Main. Untermainkai 27/28.« Den Verein gibt es nicht mehr und an seiner ehemaligen Adresse in Toplage residiert heute eine Unternehmensberatung. Begeisterte Milchtrinker gibt es vermutlich auch heute noch. Aber Milchbars, in denen Milchmixer Drinks aus Milch gemixt haben, verschwanden als popkulturelles Phänomen irgendwann wieder. Hie und da erinnern Retro-Bars an das laktale Gastronomiekonzept. Ob Leser Gustav A. aus Bad Zwischenahn seine Kaufmannsprüfung im Jahr 1954 bestanden hat und ob er tatsächlich einen Lehrgang zum Milchmixer absolvierte, lässt sich heute nicht mehr einfach herausfinden.

Damals waren es nicht nur Milchbars, die dabei halfen, Milch abzusetzen und ihr Image zu pflegen. Eine mindestens so große Rolle spielte die Institution Schulmilch. Und auch darüber berichtete »Frisch & Froh – Die Kundenzeitschrift für die Milchwirtschaft« im Oktober 1953. Unter der Überschrift »Schulmilch geht neue Wege« wird dort beschrieben, wie Schülerinnen und Schüler mit ihrer täglichen Dosis Milch versorgt wurden. Ein Schwarz-Weiß-Foto zeigt dazu zwei Herren mit akkurat gescheiteltem Haar und im dreiteiligen Anzug vor einer Landkarte. »Diplomlandwirt Korell bespricht mit dem Pressereferenten Hock den Einsatz der nächsten Marschroute und darf feststellen, dass die systematische Aufklärung erfreuliche Erfolge zeigt«, steht unter dem Bild. Das klingt noch eher nach Wehrmacht als nach Milchmarketing von heute. Um ein unverbindliches Angebot ging es den Milchvermarktern von damals auch nicht. Im Artikel heißt es, viele Kinder hätten sich aus der Zeit der Hoover-Speisung nach dem Krieg »einen gewissen Überdruss gegen Schulfrühstück bewahrt. Hinzu kommt, dass nicht wenige Lehrer in der Schulmilchspeisung ein lästiges Stück Mehrarbeit und eine Störung des Unterrichts sehen. Diese Auffassung bei den Erziehern gilt es zu überwinden. Es muss ihnen klargemacht werden, dass Milch lernen hilft, da sie das Kind erfrischt, kräftigt und aufnahmefähig macht. Lehrer und Kinder müssen sich wenn möglich abkehren von der leider allzu üblich gewordenen Art der heute üblichen Ernährung. Wir alle leben viel zu stark von denaturalisierten Nahrungsmitteln. Eine Änderung unserer Lebensgewohnheiten ist wichtig, und dem Mehrverbrauch von Nahrungsmitteln, die ihre ursprüngliche Substanz bewahrt haben, wie Obst, Salat und vor allen Dingen Milch, kann nicht genug das Wort geredet werden.« Der Rest war Lobbyarbeit, wie man sie heute noch kennt. Eine der politischen Fragen, mit denen sich die Milchwirtschaft damals beschäftigte, war, ob nicht die Frühstückszeit statt von der Pausenzeit von der Unterrichtszeit abgezogen werden könne. »Die Landesvereinigung der Milchwirtschaft Nordrhein-Westfalen hat sich die Aufklärung der Erzieher und der Schulkinder zur Aufgabe gesetzt. Zunächst wurden die Behörden bei diesem planvollen, friedlichen Feldzug alarmiert, den die Landesvereinigung in steter Zusammenarbeit mit dem Ernährungsministerium, dem Kultusministerium und dem Sozialministerium Nordrhein-Westfalen unternommen hat.« Die militärisch anmutenden milchwirtschaftlichen Feldzüge in Nordrhein-Westfalen und andernorts zeigten offenbar Wirkung. Schulmilch gibt es vielerorts bis heute.

Und auch in anderen Regionen und Ländern wird Milch mit großen Werbebudgets und kommunikativem Aufwand vermarktet. In Frankreich zum Beispiel lautet eine in Kino- und Fernsehspots transportierte staatliche Empfehlung, dreimal täglich Milchprodukte zu konsumieren. »3 produits laitiers par jour« lautet der Slogan durchaus kindgerecht, der, mit einer eingängigen Melodie unterlegt, vom staatlichen Programme national nutrition santé verbreitet wird. Längst ist das Thema Schulmilch im vereinten Europa von der nationalen auch auf die europäische Ebene gewandert. Die Ausgabe von Milch in Schulen ist durch die Verordnung Nummer 657/2008 der EU-Kommission hinsichtlich der »Gewährung einer Gemeinschaftsbeihilfe für die Abgabe von Milch und bestimmten Milcherzeugnissen an Schüler in Schulen« eine europäische Angelegenheit.

Viele Institutionen der organisierten Landwirtschaft sehen es als ihre Aufgabe an, Kinder mit den Vorzügen von Milch vertraut zu machen. Zum Beispiel die österreichischen Landwirtschaftskammern. Das Milchreferat der Landwirtschaftskammer Niederösterreich schreibt in einer Broschüre unter dem sehr sachlichen Titel »Milchpädagogik«: »Milch ist das reinste All-inclusive-Naturprodukt. Sie enthält einen optimalen Mix aus Eiweiß, Fett und Kohlenhydraten. Obendrein ist sie ein wahrer Vitamin- und Mineralstoffcocktail, der Vitalität, Leistungsfähigkeit, Wohlbefinden, Gesundheit und Schönheit fördert. Es ist wichtig, dass unsere Kinder wieder mehr über unsere Lebensmittel erfahren und diese wertzuschätzen lernen. Denn sie sind die Konsumenten von morgen.«[103] Hinter dem Milchmythos steckt bis heute harte Lobbyarbeit.

## Milcharoma aus dem Labor

Längst profitieren vom gut gepflegten Image der Milch nicht nur Produkte, die wirklich zum Großteil aus einem Kuheuter stammen. Denn das weiterhin gute Image von Milch lässt sich heute auch auf ganz andere Dinge übertragen. Duschgel, das nach Milch riechen soll, zum Beispiel. Soll es seine Benutzerinnen und Benutzer unter der Dusche an Milch erinnern? Und wenn ja: Wieso? Irgendetwas muss dran sein am Verlangen nach Milch. Sonst hätte sich Milch wohl kaum als Fragrance und Flavour etablieren können. Nicht jedem Lebensmittel wird die Ehre zuteil, zum genreübergreifenden Aroma zu werden. Wenige Aromen sind als Duft und Geschmack so weit verbreitet wie jenes von Milch. Milch spielt in einer aromatischen Liga mit Minze, dem einen oder anderen Obst, und vielleicht dem Duft von Rosen. Die Situation auf dem Markt für Aromen quantitativ genau einzuschätzen, ist allerdings schwierig. Und auch wenn man ein wenig recherchiert, erhält man keine befriedigende Antwort darauf, wie verbreitet Aromen wie besagtes Milcharoma sind. Was sich allerdings schnell herausfinden lässt: Milch war offenbar einer der Dufttrends des Jahres 2017. Und es gibt, wenig überraschend, Menschen, die sich professionell damit beschäftigen, das Aroma von Milch künstlich zu erzeugen. Zum Beispiel Guangyong Zhu und Zuobing Xiao, zwei Wissenschaftler, die sich im Fachjournal »Food & Function« dem Thema Milchgeschmack widmen. »Creation and imitation of a milk flavour« ist ihr Artikel aus dem Januar 2017 überschrieben. Darin beschäftigen sie sich mit der Frage, wie man den Geschmack von Milch in industriell hergestellten Lebensmitteln imitiert. Um das herauszufinden, haben die beiden am Shanghai Institute of Technology einen Monat lang zweimal täglich 50 Milliliter Milch verkostet und sich Notizen zu ihren geschmacklichen Assoziationen gemacht. Auf der Grundlage der gesammelten Notizen wurden schließlich Rohmaterialien ausgewählt, die in Kombination das Aroma von Milch ergeben sollten. »Zu einem großen Teil ist das Kreieren von Geschmäcken eine Kunst, aber zu einem anderen großen Teil eben auch Wissenschaft«, schreiben Guangyong Zhu und Zuobing Xiao. Die aromatischen Noten, die die beiden Wissenschaftler dem Geschmack von Milch zuordneten, sind eine säuerliche Note, eine Vanille-Note und eine Karamell-Note.[104]

Für Europas Milchwirtschaft mag es sich wie eine Drohung anhören, dass chinesische Forscher an der künstlichen Erzeugung von Milcharoma forschen. Doch zurück in die Zeit von »Frisch & Froh« möchte sie vermutlich auch nicht. Allein schon, wegen der antiquierten Geschlechterrollen von damals.

»Nun aber sagen Sie selbst, verehrte Hausfrau, der schmückende Titel des ›allerdicksten Freundes der Milch‹ gebührt ohne Frage dem Brot. Was reichen Sie dem eilends ins Büro stürmenden Hausherrn? Kräftiges Landbrot mit Butter und einen ordentlichen Krug Milch, und gewappnet für des Tages Last zieht er von hinnen.«

In jene Zeiten will auch der Großteil der Milchbäuerinnen und Milchbauern nicht zurück. Inzwischen haben in der Milchwirtschaft viele verstanden, dass letztlich kaum ein Weg daran vorbeiführt, die Wünsche der Verbraucherinnen und Verbraucher zu erfüllen – auch wenn deren Vorstellung von der Landwirtschaft gleichzeitig nach niedrigen Preisen und naturnahen, tierwohlorientierten Haltungsmethoden verlangt. Die effizienteste Form der Milchproduktion ist nicht das, was die Konsumierenden fordern. Es geht ihnen um Vertrauen. Und zwar in das Versprechen der Landwirtschaft, mit den Tieren und anderen natürlichen Ressourcen achtsam umzugehen. Das ist zumindest das, was immer wieder dabei herauskommt, wenn man die Verbraucherinnen und Verbraucher befragt. Dass sie im Supermarkt trotzdem häufig zum billigsten Angebot greifen, ist paradox. Mit dem von Agrarverbänden verlangten realistischen Blick auf die Lebensmittelproduktion hat Milchwerbung schon seit Jahrzehnten eher wenig zu tun. Das stimmt.

Milchwirtschaft ist eine manchmal schizophren anmutende Angelegenheit. Gleichzeitig ist ihr Produkt eines, das bei Verbraucherinnen und Verbrauchern für Natürlichkeit und Regionalität steht. Das bedient das Milchmarketing durch Volkstümelei, teilweise durch Kitsch. Gleichzeitig gibt es auch in der Vermarktung von Milch einen gewissen Innovationsdruck. Produkte wie Milchkaffee in Dosen, Fruchtjoghurts und Käse mit Chili-Flavour sollen die Nachfrage nach immer neuen und irgendwie innovativen Produkten befriedigen. Wie kann sich die Milchwirtschaft da zwischen Tradition und Innovation positionieren? Eine Frage, die sich die Branche ständig stellt und auf die es widersprüchliche Antworten gibt.

Für dieses Dilemma ist die Landwirtschaft zu einem Teil auch selbst verantwortlich. Gerne weisen Vertreterinnen und Vertreter der Milchwirtschaft darauf hin, dass es die Werbung sei, die verklärende Bilder landwirtschaftlicher Idylle verwende, um Milchprodukte zu bewerben, und den Menschen vorgaukele, nur Weidehaltung sei artgerechte und tierwohlkompatible Haltung. Dabei wird häufig so getan, als sei die Landwirtschaft völlig unbeteiligt daran, welches Bild von ihr in der Werbung vermittelt werde. Es sind nicht die Verbraucherinnen und Verbraucher, die die Landwirtschaft davon abhalten, bei Werbeagenturen Image- und Aufklärungskampagnen zu bestellen, die realistische Einblicke in die Milchproduktion gewähren. Es ist wohl auch der fehlende Mut der Landwirtschaft selbst, solche Kampagnen in Auftrag zu geben. Und natürlich: Imagekampagnen, die das gesellschaftliche Standing der Landwirtschaft verändern, kosten eine Menge Geld. Was sind denn überhaupt die Kommunikationsziele des Agrarmarketings? Hauptziel ist es, den Absatz zu steigern. Sekundäre Aspekte, zum Beispiel die Wertschöpfung von Molkereien und Einzelhandelsriesen stärker in Richtung der produzierenden Betriebe zu lenken, sind kaum Ziele der Öffentlichkeitsarbeit im großen Stil.

## Neue Milchmythen für aufgeklärte Konsumentinnen und Konsumenten

Da stellt sich eine Frage: Gibt es denn überhaupt Erzählungen, die imstande sind, die Milchwirtschaft mit der breiten Öffentlichkeit zusammenzubringen und zu »versöhnen«? Eine Vermutung liegt nah: Es gibt sie. Und die Konsumentinnen und Konsumenten scheinen diese Erzählungen sie auch interessiert zu verfolgen. Ja – sie sogar einzufordern. Dafür spricht der Markterfolg von Milchprodukten, die als Heumilch, Weide- oder Wiesenmilch vermarktet werden. Er zeigt, dass den Käuferinnen und Käufern von Milch bewusst ist, dass es große Unterschiede zwischen verschiedenen Stilen der Milchproduktion gibt. Es mag zwar sein, dass die Verbraucherinnen und Verbraucher die Auswirkungen der Haltungsform auf das Tierwohl nicht genauso einschätzen, wie es Nutztierwissenschaftlerinnen und -wissenschaftler tun. Und vielleicht ist so manche verbreitete Laienmeinung über das, was in der Milchviehhaltung realistisch, unrealistisch, geboten oder aus fachlicher Sicht schlicht falsch ist, tatsächlich kontraproduktiv. Dass die Landwirtschaft Geschichten zu erzählen hat, die ihrem Image zuträglich sind, darf trotzdem angenommen werden. Winnie Sonntag sieht die Landwirtschaft in der Art und Weise, wie sie das, was die Verbraucherinnen und Verbraucher interessiert, kommunikativ bedient, auf dem richtigen Weg: »Es ist nicht der Anspruch des Einzelhandels, die Landwirtschaft möglichst realistisch darzustellen. Das muss die Landwirtschaft schon selbst machen. Ich glaube, das haben viele in der Landwirtschaft inzwischen begriffen.« Natürlich stellt sich die Frage, wer überhaupt dafür zuständig ist, das Image der Milch zu pflegen – und das nicht durch bewusste Verzerrung und Glorifizierung der bäuerlichen Arbeit, sondern durch realistische Darstellungen dessen, was die Milchwirtschaft leistet. »Der einzelne Landwirt ist ja im seltensten Fall ein Marketingprofi«, gibt Sonntag zu bedenken. »Für das Marketing gibt es Verbände und Interessenvertretungen. Es ist nur die Frage, ob das Agrarmarketing, das sie betreiben, wirklich das richtige ist. Wer kommuniziert wie, und ist diese Kommunikation geeignet, Akzeptanz für die Landwirtschaft zu schaffen? Vielfach ist die Haltung von Interessenvertretern in den Agrarverbänden: Wir produzieren Lebensmittel. Und damit haben wir Hoheitsrechte, also lasst uns in Ruhe. Nach dem Motto: Seid doch zufrieden damit, dass wir für euch so gute Produkte herstellen. Das ist eine typische und verbreitete Haltung. Das trifft natürlich nicht wirklich den Kern des Problems. Es wäre viel wichtiger, zu kommunizieren, dass man die Probleme, die Teile der Verbraucher sehen, anerkennt und bereit ist, gemeinsam an Lösungen zu arbeiten. Dazu würde auch gehören, zu erklären, unter welchen ökonomischen Zwängen die Landwirtschaft steht. Es geht darum, in einen Dialog zu treten. Dorthin entwickelt sich die Kommunikationsarbeit der Landwirtschaft auch langsam. Aber sie ist noch weit davon entfernt, akzeptanzfördernd zu wirken.«

# 09 Milchumwelt

## Über den ökologischen Fußabdruck des Milchbooms

Die größte Milchfarm der Welt steht dort, wo das, was die Milchviehhaltung in Irland oder Neuseeland, auf österreichischen Almen und norddeutschen Weiden zum Erfolg macht, nämlich ausreichend vorhandenes Raufutter in Form von saftigem und eiweißhaltigem Gras, einfach fehlt. Nämlich in der Wüste Saudi-Arabiens. Auch Wasser ist dort alles andere als in üppigem Maße vorhanden. Die Milchviehhaltung funktioniert hier offenbar trotzdem. Wirklich überraschen kann das nicht. Was nötig ist, um Milch zu produzieren, ohne über große Flächen zu verfügen, wissen schließlich auch europäische Betriebe seit längerer Zeit nur zu gut. Über 20000 Holstein-Kühe werden auf der saudischen Al-Badiah-Farm viermal täglich gemolken, heißt es. 250 Melker sind dafür an sieben Melkfließbändern im Einsatz, 22 Stunden am Tag. Im Schnitt geben die arabischen Kühe über 40 Liter täglich.[105] Geht man davon aus, dass eine Kuh zur Produktion eines Liters Milch etwa drei Liter Wasser benötigt, fragt man sich, wie das in der Wüste ökonomisch sinnvoll sein kann. Insgesamt betreibt der saudi-arabische Lebensmittelkonzern Almarai sieben sogenannte Superfarms an verschiedenen Standorten in der Wüstenlandschaft des reichen Erdöl-Königreichs, um damit auch die Nachbarstaaten mit Milchprodukten zu versorgen.

Was das Halten von Wiederkäuern vor langer Zeit so attraktiv gemacht hat, ist ihre Fähigkeit, Nährstoffe aus Pflanzen in Proteine und Fette zu verwandeln, bei denen dem menschlichen Organismus das nicht gelingt. Von Wiesen und Weiden können sich Menschen nicht ernähren. Doch mithilfe einer Kuh, die das, was auf Wiesen und Weiden wächst und gedeiht, in Milch und Fleisch verwandelt, können diese Flächen zur Ernährung des Menschen beitragen. Kühe, die sich nicht von den Weiden ernähren, schlicht weil es davon nicht genug gibt, bieten diesen Vorteil nicht. Und Kühe, die dort Milch produzieren, wo man ihr Futter erst aufwendig aus der Ferne heranschaffen muss, verursachen ökologische Probleme. Das gilt nicht nur für zehntausende Rinder in der Wüste Saudi-Arabiens. Das gilt auch für viele Kühe in europäischen Ställen. Die Probleme, die für die Umwelt und das Klima durch die Milchviehhaltung entstehen, sind komplex zu erfassen, und noch komplexer ist es, sie zu quantifizieren. Unmöglich ist es jedoch nicht.

Die Umweltbilanz von Kühen hat viel damit zu tun, was die Tiere vorn in sich hineinfressen und was hinten aus ihnen herauskommt. Das, was Tiere ausscheiden, ist seit Jahrtausenden der wichtigste natürliche Dünger für die Landwirtschaft. Das war schon so, als die Landwirtschaft noch nicht einmal wirklich Landwirtschaft war, weil die Menschen noch als Jäger und Sammler durch die Lande streiften. Tiere liefern durch ihre Ausscheidungen Nährstoffe, die Pflanzen zum Wachsen benötigen. Das sind vor allem Stickstoff, Kalium und Phosphor. Ganz besonders gut als Dünger geeignet ist der Festmist mit Stroh, der dort anfällt, wo Kühe im Stall ganz klassisch auf Stroh als Einstreu in ihren Stallboxen gehalten werden. Dieser Mist gibt seine Nährstoffe nach und nach an Boden und Pflanzen ab, wenn er auf Feldern ausgebracht wird. Die Nährstoffe aus Gülle werden dagegen viel schneller freigesetzt. Und das bedeutet: Wenn mit Gülle zum falschen Zeitpunkt gedüngt wird, sind die betroffenen Pflanzen oft gar nicht in der Lage, die schnell freigesetzten Nährstoffe aufzunehmen. Die Stickstoffverbindungen aus der Gülle können dann im Boden versickern und landen als Nitrat im Grundwasser, werden über den nächsten Entwässerungsgraben in Bäche und weiter in Flüsse und Küstengewässer gespült oder gelangen gasförmig als Ammoniak oder Lachgas in die Erdatmosphäre.[106] Die Tierhaltung hat deshalb ein Gülleproblem. Besonders ausgeprägt ist es dort, wo extrem viele Tiere gehalten werden. Das gilt vor allem für Gegenden, in denen intensive Schweinemast betrieben wird. Doch auch Milchkühe produzieren immer mehr Gülle und immer weniger Mist. Das ist auch Geert Mak im niederländischen Jorwerd nicht verborgen geblieben: »Nach den Geräuschen und den Farben begannen sich schließlich auch die Gerüche rings um Jorwerd zu verändern. Früher hatte der Dung einen warmen Geruch – häufig gar nicht unangenehm. Aber die Jauche, die seit den siebziger Jahren aus den Liegeboxenställen kam, roch scharf nach dem Kraftfutter, mit dem die Produktion der Kühe gesteigert wurde, säuerlich nach dem Spülwasser, das hineingeraten war, ordinär nach den Nachgeburten, die durch die Betonbalken getreten worden waren, und manchmal konnte es rings um Jorwerd ganz schön stinken.«[107]

Der westfälische Mutterkuh-Halter und Politiker Norwich Rüße sieht in der Gülle aus den immer größer werdenden Milchviehbetrieben ein wachsendes Problem. Allerdings keines, das ihn überrascht: »Die Gülle entwickelt sich natürlich zum Problem. Das ist ja auch klar. Früher war Milchviehhaltung absolut flächengebunden. Das heißt, die Landwirte haben tatsächlich nur so viele Tiere gehalten, wie sie auch von ihren eigenen Flächen ernähren konnten.« Nutztiere mit Energie-Lieferanten von fremden Feldern zu füttern, lohnte sich lange Zeit vor allem dort, wo es um Mast ging, also darum, Tiere auf ein möglichst hohes Schlachtgewicht zu bringen. »Den Einsatz von zugekauften Futtermitteln gab es vor allem in der Schweinemast und zum Teil in der Bullenmast, wobei auch die flächengebundener war als die Schweinehaltung. Zurzeit entwickelt sich das in eine andere Richtung. Milchbetriebe kaufen deutlich mehr Nebenprodukte zu als früher, also zum Beispiel Zuckerrübenschnitzel oder Melasse, weil sie eben wachsen, was die Zahl der Tiere betrifft, aber flächenmäßig nicht mitwachsen. Die Betriebe gehen da an die äußerste Grenze des Machbaren.« So, wie es sich offenbar rentiert, in der Wüste Saudi-Arabiens Milchkühe zu halten, rentiert es sich finanziell auch in Europa, Kühe dort zu halten, wo gar nicht genug Futter für sie wächst. Denn Futter kann man zukaufen. Wenn es allerdings mehr Kühe als Platz zum Ausbringen ihrer Exkremente gibt, entsteht ein Missverhältnis. Doch Rüße sieht das Gülleproblem in der Milchviehhaltung nicht so dramatisch wie in anderen Sparten der Landwirtschaft: »Die Gülle von Milchkühen wird trotzdem nie ein so großes Problem werden wie die Gülle aus der Schweinehaltung. »Aber wenn sich Tierhaltung extrem konzentriert, dann ist die Gülle natürlich immer ein Problem. Ich kenne inzwischen etliche Milchviehhalter, die genau wie Schweinemäster ihre Gülle über die Güllebörse entsorgen. Man sieht ja inzwischen auch oft Gülletransporter auf der Autobahn. Je mehr sich die Strukturen industrialisieren, desto mehr wird auch die Gülle zum Problem.«

In der Gülle aus großen Ställen ist oft auch eine ganz besonders problematische Zutat enthalten. Nämlich Rückstände von Medikamenten aus der Behandlung der Tiere. Gülle, die mit Antibiotika kontaminiert ist, kann auf die Bakterien in Böden und Gewässern wirken und so zur Erhöhung und Verbreitung von Antibiotika-Resistenzen beitragen. Das wiederum fördert die Entstehung multiresistenter Keime und kann letztlich auch für den Menschen zum ernsthaften Gesundheitsrisiko werden.

Und noch ein anderes Problem bringen die Ausscheidungen von Milchvieh mit sich. Und dieses Problem hat den Tieren den Ruf eingebracht, wahre »Klimakiller« zu sein. Ein Ruf, den die Verbände der Milchwirtschaft verständlicherweise nur ungern auf sich sitzen lassen. Sie argumentieren, die Emissionen aus der Milchwirtschaft seien halb so besorgniserregend, vergleiche man sie mit den Emissionen aus anderen Wirtschaftszweigen. Einfach ist es nicht, sich ein Bild davon zu machen, wie groß die Klimawirksamkeit der Milchwirtschaft denn nun ist. Denn es kommt auf eine ganze Reihe von Parametern an, und zur Berechnung der Emissionen gibt es verschiedene Modelle.

Emissionen fallen in der Milchwirtschaft an verschiedenen Stellen an. Wenn Wiederkäuer ihr Futter verdauen und wenn es als Kuhmist oder Gülle auf Ackerflächen ausgebracht wird, entsteht dabei Methan. Das bei der Verdauung sich bildende Methan wird von den Tieren ausgerülpst. Neben Kohlendioxid, Lachgas und einer Reihe anderer Stoffe zählt Methan zu den klimawirksamen Gasen, den Treibhausgasen. Nicht nur $CH_4$, also Methan, und $N_2O$, Lachgas, gehören zu den klimaschädlichen Gasen, die bei der Milchproduktion emittiert werden. Auch beim Füttern wird das Klima beeinträchtigt. Denn durch den An- und Abbau von Futtermitteln wird $CO_2$ freigesetzt. Die Haltungsform hat ebenfalls einen Einfluss auf die Klimawirksamkeit, denn die Haltung im Laufstall sorgt für andere

Emissionen als die Weidehaltung. Und auch die Art des Einstreu-Guts im Stall spielt eine Rolle. Die Art der Lagerung der Gülle wirkt sich ebenfalls auf die Zusammensetzung und Menge der Emissionen aus. Genauso wie die Art ihrer Ausbringung auf Felder. Denn sie lässt sich mit unterschiedlichen Maschinen entweder großflächig versprühen oder in den Boden einspritzen. Und dann spielen die Böden selbst, auf denen die Ausscheidungen ausgebracht werden, eine Rolle. Denn Weideland speichert Treibhausgase auf andere Weise als Ackerland. »Unterschiedlichste Modelle mit verschiedenen Maßstäben werden verwendet, um die Treibhausgasemissionen aus verschiedenen landwirtschaftlichen Quellen und der gesamten Milchproduktion zu schätzen oder vorherzusagen. Dazu gehören konstante Emissionsfaktoren, variable prozessbezogene Emissionsfaktoren, empirische oder statistische Modelle, detaillierte Simulation auf Prozessebene und Ökobilanzen. Jede Methode hat einen nützlichen Zweck, wenn sie richtig angewendet wird«, schreibt der amerikanische Agrarwissenschaftler Clarence Alan Rotz in einem Beitrag über die Vielfalt der unterschiedlichen Emissionsfaktoren und Berechnungsmodelle.[108] Und die Nützlichkeit der unterschiedlichen Modelle variiere eben hinsichtlich der Aussagen, die sich auf ihrer Grundlage treffen lassen. »Detaillierte Prozess-Simulationsmodelle bieten wichtige Forschungswerkzeuge, wohingegen einfachere Modelle in der Entscheidungs-Unterstützung am nützlichsten sind.« Wolle man ein möglichst umfassendes Bild von den Umwelt- und Klimaauswirkungen zeichnen, müsse man eben auch ein Berechnungsmodell wählen, das möglichst vielen Faktoren Rechnung trägt: »Wichtige direkte Emissionen aus Milchviehbetrieben umfassen $CH_4$ und $N_2O$ aus Mist- und Bodenquellen sowie $CO_2$ aus der Verbrennung von fossilen Brennstoffen und der Zersetzung von vor Ort aufgebrachtem Kalk und Harnstoff. Es sollten auch indirekte Emissionen in Betracht gezogen werden, die Ammoniak- und Nitratverluste umfassen, die möglicherweise über die Betriebsgrenzen hinaus in $N_2O$ umgewandelt werden. Umfassende Ganzbetriebsmodelle stellen die notwendigen Werkzeuge bereit, um die Auswirkungen und Interaktionen aller Quellen im Betrieb abzubilden.« Die Wahl des richtigen Rechenmodells zum Quantifizieren der Umweltfaktoren der Milchwirtschaft ist eine komplexe

Materie. Und eben weil so viele unterschiedliche Faktoren und Kennzahlen für die Berechnung zur Verfügung stehen, lässt sich über die Frage, ob Milch der Umwelt und dem Klima unverhältnismäßig großen Schaden zufügt oder nicht, auch erschöpfend diskutieren. Die größte Gefahr besteht innerhalb der Debatte darin, dass ihre Teilnehmerinnen und Teilnehmer auf jeweils eigene Berechnungsmodelle und Zahlen zurückgreifen. Und weil diese Gefahr besteht, gibt es so etwas wie amtliche Zahlen, die eine gemeinsame Faktenlage schaffen, auf deren Grundlage diskutiert werden kann.

Solche Zahlen ermittelt zum Beispiel die European Environment Agency im Auftrag der EU-Kommission. Jährlich gibt sie den »Annual European Union greenhouse gas inventory report« heraus, in dem sie zusammenträgt, welche Wirtschaftszweige in Europa für welche Treibhausgasemissionen verantwortlich sind. Und darin finden sich auch Tabellen und Balkendiagramme mit Daten zu den Emissionen der Milchviehhaltung. Dazu heißt es im Bericht für das Jahr 2018 über die Emissionen aus der Milchviehhaltung für die Jahre 1990 bis 2016, dass sie um 27 Prozent oder 28 Millionen Tonnen $CO_2$-Äquivalente gesunken sind. »Die zehn Länder mit den höchsten Emissionen machten zusammen 82,8% der Gesamtmenge aus. Die Emissionen gingen in 24 Ländern zurück und nahmen in fünf Ländern zu. Die drei Länder mit dem größten Rückgang waren Polen, Deutschland und Rumänien mit einem absoluten Rückgang von insgesamt 14 Mio. t $CO_2$-Äq. Die größten Zuwächse waren in Irland und den Niederlanden zu verzeichnen, mit einem absoluten Anstieg von insgesamt 840 kt $CO_2$-Äquivalent.« Das bedeutet, die europäische Milchviehhaltung hat über einen Zeitraum von einem Vierteljahrhundert, in dem ihre Produktionsmenge angestiegen ist, ihre Treibhausgasemissionen um mehr als ein Viertel reduziert. Das ist ein Erfolg, sagen manche. Das ist kein Grund, sich entspannt zurückzulehnen, sagen andere. Sie argumentieren mit jenen Faktoren, die durch Zahlen wie jenen der EU-Umweltagentur nicht abgebildet werden. Es geht letztlich also auch beim Thema Emissionen wieder um externalisierte Kosten. Schließlich gibt es Emissionen, die zwar an den Rändern der Milchwirtschaft im engeren Sinne anfallen, bei der Berechnung aber anderen Wirtschaftszweigen zugeschlagen werden, zum Beispiel Transport und Logistik oder der Ackerwirtschaft irgendwo auf dem Globus. Doch wodurch kommt es eigentlich zum Rückgang der Treibhausgasemissionen, die beim Produzieren von Milch in die Atmosphäre gelangen? Eine ganz bedeutende Rolle spielt dabei der Rückgang der Viehbestände bei gleichzeitiger Steigerung der Milchleistung der einzelnen Tiere. Das österreichische Umweltbundesamt schreibt in seinem »Klimaschutzbericht 2018«: »Von 1990 bis 2015 zeigt sich im Sektor Landwirtschaft ein leicht fallender Trend an Treibhausgasemissionen, welcher hauptsächlich auf den rückläufigen Viehbestand, aber auch auf einen deutlich reduzierten Mineraldüngereinsatz zurückzuführen ist.« Dort heißt es allerdings auch: »Die weltweit steigende Nachfrage an Milchprodukten bewirkt bei abgeschaffter Milchquote, dass in Österreich wieder mehr Milchkühe gehalten werden.« Die Emissionen aus den Kuhställen könnten also wieder ansteigen. Allerdings geht das Umweltbundesamt davon aus, dass der Anstieg nur schwach ausfällt. Schließlich gebe es Maßnahmen zur Verbesserung der Effizienz. Nicht nur durch die Zucht, zum Beispiel durch die Züchtung effizienterer Zweinutzungsrassen, sondern auch durch optimierte Fütterung und durch »nachhaltiges Stickstoffmanagement«.[109] Die Kolleginnen und Kollegen beim deutschen Umweltbundesamt stellen Ähnliches fest, nämlich dass die Milchviehemissionen seit der deutschen Wiedervereinigung vor allem deshalb zurückgegangen seien, weil im Osten der Republik die Tierbestände deutlich kleiner geworden sind.[110]

Weniger Tiere produzieren mehr Milch, aber insgesamt weniger Treibhausgase. Das macht sich in der Leistungsbilanz gut. Dort, wo Milchviehhaltung ganz besonders auf Effizienz getrimmt betrieben wird, sorgt nicht nur eine einzelne Kuh für besonders viel Milch, sondern auch für besonders wenig Treibhausgas-Ausstoß pro Liter Milch. Das schlägt sich auf die Klimabilanz so drastisch nieder, dass die Food and Agriculture Organization (FAO) der Vereinten Nationen im Jahr 2010 den $CO_2$-Fußabdruck eines Liters Rohmilch aus westeuropäischer Produktion mit etwa 1,5 Kilogramm $CO_2$-Äquivalent angab, den eines in Nordamerika erzeugten Liters Rohmilch mit knapp vier Kilogramm $CO_2$-Äquivalent und für einen Liter Rohmilch aus Sub-Sahara-Afrika mit über sieben Kilogramm klimaschädlichem $CO_2$-Äquivalent.[111] Das lässt die europäische Landwirtschaft gut dastehen. Gleichzeitig steigt ihr Anteil an den

Treibhausgasemissionen allein schon durch die Zunahme an regenerativen Energien und den Rückgang von fossilen Brennstoffen in der Produktion elektrischen Stroms. In dieser Gemengelage finden sich für fast jede gewünschte Argumentation irgendwelche Klimazahlen, die als Beleg für die unterschiedlichsten Thesen herangezogen werden können.

Doch unterm Strich stellen die gebräuchlichen Berechnungsmethoden der Klimabilanz die Kritikerinnen und Kritiker der Milchviehhaltung, die sich mehr Klimaschutz-Bemühungen wünschen, nicht zufrieden. Auf geringere Tierbestände zu setzen, indem die Produktionsleistung der einzelnen Tiere erhöht wird, mache nämlich vor allem in flächenlosen Haltungssystemen Sinn. Mit Hochleistungsrassen, die intensiv gefüttert und im Stall gehalten werden. Was dabei unberücksichtigt bleibe, ist die geringe Nutzungsdauer der Tiere in solchen Systemen. Die würden in solchen als effizient geltenden Systemen in aller Regel schließlich keine fünf Jahre alt, kritisierte etwa schon 2014 Tobias Reichert, Referent für Welthandel und Ernährung beim Verein Germanwatch: »Daher muss während der Hälfte ihrer Lebensdauer eine Ersatzkuh herangezüchtet werden, um nach ihrem Ausscheiden Milch zu produzieren, die ihrerseits Nahrung aufnimmt, verdaut und damit Emissionen verursacht. Durch vermehrt auftretende Euter-Entzündungen müssen Kühe zudem öfter mit Antibiotika behandelt werden, ihre Milch kann dann nicht vermarktet werden. Um die Produktivität und damit auch die relativen Emissionen von Wiederkäuern zu bewerten, sollte daher nicht die Jahres-, sondern die Lebensleistung der Tiere betrachtet werden.«[112] Reichert machte damals in einem Beitrag zum »Kritischen Agrarbericht« auch auf einen anderen, allgemeineren Aspekt aufmerksam. Es sei problematisch, sich überhaupt so sehr auf die Emissionen zu fokussieren, dabei aber die Speicherfähigkeit von Böden und Ökosystemen zu vernachlässigen. »Die Möglichkeiten, Klimagase langfristig in Böden zu speichern, werden nur in der Forschung zum Ökologischen Landbau seit Längerem untersucht. Landwirtschaftliche Flächen, vor allem Grünland, können atmosphärischen Kohlenstoff durch die Wurzelbildung dauerhaft speichern. Da Grünland etwa 40 Prozent der weltweiten Landfläche bedeckt und mit zirka 35 Prozent an der Speicherung des in terrestrischen Ökosystemen gespeicherten Kohlenstoff-Vorkommens beteiligt ist, kann es einen wichtigen Beitrag zum Klimaschutz leisten.« Der Trend zu Haltungssystemen, die ohne große Grünflächen auskommen, weil die Tiere in industrieähnlichen Produktionshallen gehalten werden, sorgt zwar für geringere Emissionen pro Liter Milch. Allerdings werden diese geringen Emissionen nicht durch die sogenannten Senkeneffekte von Grünland, also die Speicherung von klimawirksamen Gasen im Boden, ergänzt, wenn die Tiere sich überwiegend von Futter aus intensivem Ackerbau ernähren, um ihre hohe Milchleistung zu erbringen. »Im Gegenteil ist mit höheren Emissionen durch Überdüngung in Gebieten mit landlosen Haltungssystemen und höherem Einsatz von Mineraldünger in Ackerbaugebieten zu rechnen«, so Reichert. Als Schlussfolgerung gibt er in seinem Beitrag auch eine konkrete politische Empfehlung: »Agrarwissenschaft und -politik müssen daher Wege finden, graslandbasierte und gemischte Produktionssysteme einerseits zu fördern und andererseits ihre Produktivität und Klimafreundlichkeit weiter zu verbessern.«

## Zu viel Gülle, zu wenig Platz

Die bodenlose Haltung sorgt in der Milchwirtschaft gleich für mehrere Probleme. Sie macht die Landwirtinnen und Landwirte abhängig von Feldfrüchten, die oft von weit her importiert werden. Das Anwachsen des Kraftfutteranteils bzw. das Sinken des Grundfutteranteils, also des Anteils von Gras und Heu, am Futter für die Kühe sorgt wiederum für das Wachstum von Monokulturen auf jenen Flächen, auf denen das Futter für die Milchkühe angebaut wird. Und darunter leidet die Biodiversität. Eine Pflanze, die für die flächenarme Landwirtschaft ganz besonders praktische Eigenschaften mit sich bringt, ist Mais. Das aus Mittelamerika stammende Süßgras verträgt im Vergleich zu anderen Kulturen nämlich reichlich Gülle. Für viehhaltende Betriebe ein Segen, denn auf Maisplantagen können sie eine große Menge ihres organischen Abfalls loswerden. Die

Haltung, die nicht an Flächen gebunden ist, sorgt außerdem auch dafür, dass die in der Viehhaltung entstehenden Treibhausgase nicht in dem Maße in Böden gespeichert werden, wie es in flächengebundenen Haltungssystemen der Fall ist. Denn die Gase werden häufig schnell an die Atmosphäre abgegeben, statt zur Humusbildung in Böden beizutragen. Das liegt auch daran, dass in der Haltung in großen Ställen aus praktischen Gründen eher Gülle als Mist anfällt. Mist entsteht, wenn die Ausscheidungen der Tiere sich mit dem Stroh vermischen, auf dem sie stehen. In großen Ställen mit Spaltenböden und automatisierten Schiebevorrichtungen für die Exkremente der Tiere kommt Stroh allerdings oft nur dort zum Einsatz, wo die Kälber während der ersten Wochen ihren Platz finden. In den Liegeboxen der Laufställe dienen neben Stroh häufig auch Sand oder Sägemehl als Einstreu. Das ist logistisch einfacher in der Handhabung und billiger. Das, was aus dem Einstreu-Material wird, wenn erst einmal Milchkühe darauf gestanden haben, wird in der Landwirtschaft nicht einfach als Mist oder Stroh bezeichnet, sondern als Wirtschaftsdünger. Bei der Planung von Ställen und der Wahl des Einstreu-Materials geht es deshalb um Entscheidungen für den richtigen Wirtschaftsdünger und um Entscheidungen mit weitreichenden Auswirkungen auf die Nährstoffversorgung von Ackerkulturen und Bodenfruchtbarkeit. Und damit auch um potenzielle Umweltbelastungen. Was Anhängerinnen und Anhängern der ökologischen Landwirtschaft vorschwebt, aber durchaus auch vielen konventionell wirtschaftenden Bäuerinnen und Bauern, ist das Prinzip des geschlossenen Kreislaufs – zumindest grob. Dabei wird Futter auf den betriebseigenen Flächen angebaut, das eine Zahl von Tieren ernährt, die so viel Mist bzw. Gülle produzieren, wie die Flächen wiederum als Wirtschaftsdünger aufnehmen können. In Haltungssystemen, die nicht flächengebunden sind, fällt mehr Wirtschaftsdünger an, als es Fläche gibt, auf der dieser Dünger ausgebracht werden kann. Ein Problem. Denn der in der Gülle enthaltene Stickstoff kann für überdüngte Böden sorgen. Wird mehr Stickstoffdünger ausgebracht, als die Pflanzen auf den Feldern aufnehmen können, gelangt der Stickstoff in Grund- und Oberflächenwasser. Dort sorgt er für eine Nährstoff-Überversorgung und eine Verschlechterung der Wasserqualität. Als Nitrat wird Wirtschaftsdünger im Grundwasser auch zur Gefahr für die Trinkwasserversorgung. In Gegenden mit besonders intensiver Tierhaltung ist das längst ein großes Problem. Allerdings eines, das eher durch die Schweinemast als durch die Milchviehhaltung verursacht wird.

Manche Milchviehbetriebe gehen inzwischen dazu über, die Feststoffe aus der anfallenden Gülle von den flüssigen Güllebestandteilen technisch zu separieren, um sie anschließend zu trocknen und wieder als Einstreu in den Liegeboxen der Kühe zu verwenden. Güllesubstrat-Einstreu nennt sich das dann. Die Kühe liegen in ihren Boxen dabei letztlich in ihren eigenen Ausscheidungen. Das klingt unhygienisch, soll es aber nicht sein, wie die Verfechterinnen und Verfechter der Methode betonen. Auf die Gesundheit der Tiere wirke sich die Verwendung der Güllefeststoffe als Einstreu nicht negativ aus, weder am Euter noch an den Klauen. Wo die Feststoffe aus der Gülle als Einstreu wiederverwertet werden, reduziert sich die Menge an Gülle, die ausgebracht werden muss. Das spart Lagerkapazitäten und kann Betrieben dabei helfen, die betriebliche Nährstoffbilanz zu entlasten. Die Investition in einen Gülleseparator könne sich für viele Betriebe durchaus lohnen. Schließlich müssen andere Einstreu-Materialien dann nicht mehr angeschafft werden. Zur Gänze überzeugt sind die Milchviehhalterinnen und -halter vom Einstreuen der Ställe mit Güllesubstrat allerdings nicht. »Es ist zu beachten, dass die relativ feuchten Feststoffe bei falscher Handhabung die Eutergesundheit der Kühe gefährden können. Wie jedes organische Material enthalten auch Güllefeststoffe Nährstoffe wie Kohlenhydrate, Proteine oder Fette, die bei Vorhandensein von Wasser ein guter Nährboden auch für Mastitiserreger sein können«, ließ die Landesvereinigung der Milchwirtschaft in Niedersachsen ihre Mitglieder 2016 wissen. Außerdem sei die Rechtslage fraglich, denn die relevanten EU-Verordnungen zur Kuhhaltung sähen Gülle als Einstreu nicht vor.[113] Die Versuche experimentierfreudiger Bäuerinnen und Bauern mit dem Güllekreislauf im Stall ändern nichts daran, dass mit großen Tierbeständen auch viel Gülle anfällt. Betriebe, deren Viehbestand groß, deren Fläche aber gering ist, können sie entsorgen, indem sie über Güllebörsen oder Händler an Ackerbaubetriebe weitergereicht wird, die selbst kein Vieh halten. Ein weiterer Weg, die Gülle von Milchkühen zu verwerten, ist, sie in

Biogasanlagen für die Produktion von Wärme und Strom zu nutzen.

Aber wird sie damit vom kritischen Abfallprodukt zum umweltfreundlichen Energielieferanten? Ganz eindeutig zu beantworten ist die Frage nicht, denn es kommt eben ganz darauf an, wie eine Biogasanlage betrieben wird. An und für sich ist die Idee, Methan aus Gülle zur Strom- und Wärmeerzeugung zu nutzen, keine schlechte. Zu diesem Zweck der Energiegewinnung haben Kläranlagen seit langer Zeit sogenannte Faultürme, in denen Methan energetisch verwertet wird. Aus der Umweltperspektive ist diese Nutzung in landwirtschaftlichen Betrieben vor allem dann sinnvoll, wenn auch wirklich Gülle in den Anlagen landet, und nicht etwa Mais. Denn wenn Pflanzen statt zu Lebensmitteln verarbeitet zu werden als reine Energiepflanzen angebaut werden, um zur Wärme- und Stromerzeugung zu dienen, tritt der subventionierte Ökostrom aus Biogasanlagen in Flächenkonkurrenz zur Lebensmittelproduktion. Und das ist weder ethisch noch klimatisch sinnvoll. Heute werden allerdings viele Biogasanlagen mit Mais betrieben. Die ersten Bäuerinnen und Bauern, die in den 1980er Jahren damit begannen, den Gärprozess für die Energieerzeugung zu nutzen, hatten vielfach die ökologische Kreislaufwirtschaft im Sinn. »Die ersten Biogasanlagen entstanden auf Biobetrieben«, heißt es dazu zum Beispiel in einer Studie zur Nutzung von Biogasanlagen im ökologischen Landbau vom Forschungsinstitut für biologischen Landbau FiBL und der Uni Kassel.[114] »Von den schätzungsweise 100 Biogasanlagen in Deutschland in 1990 wurden 70 auf Biobetrieben vermutet. Die Ziele der Landwirte lagen in einem geschlossenen Nährstoffkreislauf und der Unabhängigkeit von fossilen oder atomaren Energien. Die erhöhte Stromvergütung für Biogasanlagen auf Basis von nachwachsenden Rohstoffen führte zu einer Ausweitung der Biogasproduktion vorwiegend auf konventionellen Betrieben.« So kam in immer mehr Biogasanlagen als Substrat zur Vergärung nicht Gülle, sondern Mais aus Monokulturen zum Einsatz. In der ökologischen Landwirtschaft findet man Biogasanlagen inzwischen eher selten. In Deutschland stehen heute nur knapp 180 von 7500 Biogasanlagen in Biobetrieben.[115] Denn eine Biogasanlage nur mit Gülle zu betreiben, erfordert eine ganze Menge Gülle. Und die fällt in ökologisch wirtschaftenden Betrieben mit Stroh-Einstreu und Weideflächen nicht an. Dort, wo große Viehbestände für reichlich Gülle sorgen, ist das anders, zum Beispiel in großen Milchviehbetrieben mit mehreren Hundert oder Tausend Tieren. Hier kann der Betrieb von Biogasanlagen sinnvoll sein. Dennoch stehen Biogasanlagen nicht neben jedem Mega-Kuhstall. Wo als Einstreu Sand zum Einsatz kommt, muss der erst von der Gülle separiert werden, bevor die in einen Gärbottich gepumpt wird. Und das kostet Unmengen von Strom und Wasser. Wasser mit Gülle kontaminieren und dafür auch noch Strom verbrauchen – das ergibt wenig Nachhaltigkeits-Sinn. Es ist ein kompliziertes Unterfangen, die Nachhaltigkeit, Umweltverträglichkeit und Klimarelevanz unterschiedlicher Milchbetriebe und Haltungsaspekte pauschal zu bewerten. Flächengebundene Haltung auf Weiden ist allgemein ökologisch sinnvoller als Haltungssysteme.

## Durchblick im Nachhaltigkeits-Dschungel

Wie so häufig bei der Bewertung der Umweltverträglichkeit unterschiedlicher Haltungssysteme oder gar einzelner Betriebe liegt der Teufel im Detail. Und um dem Detailgrad, in dem sich landwirtschaftliche Betriebe unterscheiden, auch in der Umwelt-Bewertung landwirtschaftlicher Produktionssysteme und Stoffkreisläufe zu entsprechen, gibt es Methoden wie SAFA, das Sustainability Assessment of Food and Agriculture Systems, das von der Food and Agriculture Organization FAO der Vereinten Nationen entwickelt wurde.

Anhand der SAFA-Nachhaltigkeits-Leitlinien soll sich die Frage beantworten lassen, wie nachhaltig landwirtschaftliche Betriebe arbeiten. Vier unterschiedliche, aber doch eng miteinander verzahnte Nachhaltigkeits-Dimensionen haben die Expertinnen und Experten der FAO dafür definiert: ökologische Integrität, ökonomische Resilienz, soziales Wohlergehen und Unternehmensführung. Auf diese vier Dimensionen verteilen sich ganze 58 Themenbereiche, in denen sich Betriebe unterscheiden und bewerten lassen. Zur Dimension der ökologischen Integrität gehören die Themen Treibhausgase und Luftqualität, Wasserentnahme und Wasserqualität, Bodenqualität und Bodendegradation, Biodiversität, Artenvielfalt und genetische Vielfalt, Materialverbrauch, Energieverbrauch, Abfallvermeidung und -entsorgung, Tiergesundheit und artgerechte Haltung. Zur Bewertung der ökonomischen Resilienz von Betrieben werden interne, gemeinnützige und langfristige Investitionen sowie die Profitabilität von Betrieben in den Blick genommen. Die Produktionsstabilität und die Stabilität der Zulieferkette, die Absatzstabilität, die Liquidität und das Risikomanagement sind ebenfalls Themen einer SAFA-Bewertung, genau wie die Aspekte Lebensmittelsicherheit, Lebensmittelqualität und die Verfügbarkeit von Produktinformationen. Auch der Aspekt der Regionalität der Wertschöpfungskette und der betrieblichen Beschaffung spielt eine Rolle. Für die Bewertung des sozialen Wohlergehens steht ebenfalls ein langer Katalog von Kriterien zur Verfügung. Dazu zählen Lebensqualität, Kompetenzaufbau, der faire Zugang zu Produktionsmitteln, der verantwortungsvolle Einkauf, die Rechte von Zulieferinnen und Zulieferern, die Art der Beschäftigungsverhältnisse, das Ausnutzen von Zwangs- oder Kinderarbeit, die Versammlungs- und Verhandlungsfreiheit der Beschäftigten, Nicht-Diskriminierung, Geschlechtergleichstellung, die Förderung benachteiligter Gruppen, Arbeitssicherheit und Gesundheitsversorgung, öffentliche Gesundheit, der Rückgriff auf indigenes Wissen und der Beitrag zur Ernährungssouveränität. Die Dimension der nachhaltigen Unternehmensführung wird im Rahmen einer SAFA-Prüfung anhand von Unternehmensleitlinien und -sorgfaltspflichten, von betrieblichen Audit-Verfahren, der Übernahme unternehmerischer Verantwortung und anhand der Wahrung von Transparenz bewertet. Auch die Dialogbereitschaft mit Interessengruppen, die Beschwerdemechanismen und Strategien zur Konfliktlösung spielen eine Rolle. Die juristische Rechtmäßigkeit, das Übernehmen gesellschaftlicher Unternehmensverantwortung sowie die innerbetriebliche Nachhaltigkeitsplanung und die externen Kosten stehen ebenfalls auf der Themenliste der SAFA-Nachhaltigkeits-Leitlinien.

Allein die Vielfalt der unterschiedlichen Aspekte, in denen sich Milchbetriebe voneinander unterscheiden können, zeigt, dass das Ziel, nachhaltig Milch zu produzieren, auf unterschiedlichen Wegen erreicht werden kann. Eine Unterscheidung zwischen konventionellen und Biobetrieben allein oder die Unterscheidung zwischen Weidemilch und Milch von Kühen, die ständig im Stall stehen, lässt viele Nachhaltigkeits-Kriterien unberücksichtigt. Dass es so kompliziert ist, Aussagen darüber zu treffen, welcher Weg, Milch zu produzieren, wo und unter welchen Bedingungen wie nachhaltig ist, macht es zur Aufgabe für Expertinnen und Experten. Ob ein Betrieb nachhaltig, umweltfreundlich, sozialverträglich, ressourcenschonend, klimafreundlich, regional oder fair arbeitet, ist allerdings für viele Menschen ein Kriterium bei der Auswahl von Produkten und auch für eine so grundsätzliche Frage wie: Will ich wirklich Milch trinken? Das macht das Wissen der Expertinnen und Experten und die SAFA-Leitlinien für den Lebensmittelhandel interessant. Eine positive Nachhaltigkeits-Bewertung wird durch die gesteigerte Bedeutung dessen, was man als »bewussten Konsum« bezeichnet, nämlich auch zum Verkaufsargument. Allerdings nicht, indem man von den Konsumentinnen und Konsumenten eine Abwägung anhand von 58 Themen und vier Nachhaltigkeits-Dimensionen, profunde Kenntnisse der landwirtschaftlichen Produktion und Nachhaltigkeits-Expertise verlangt – sondern indem man die SAFA-Leitlinien durch die Festlegung einer Methode, durch feste Kriterien und ein festes Bewertungsschema verständlich macht.

Dass in einer transparenten Umwelt- und Nachhaltigkeits-Bewertung von Produkten ein Mehrwert liegen kann, hat der Lebensmittelhandel längst erkannt. Gemeinsam mit Zertifizierungsstellen und Instituten arbeitet er deshalb an Wegen, sie in Lieferketten zu implementieren und den Konsumentinnen und Konsumenten verständlich zu machen. So wurden die SAFA-Leitlinien der FAO zum Beispiel zur Grundlage für den »Kreislauf des Lebens«, mit dem die österreichische Aldi-Tochter Hofer ihre Bioprodukte kennzeichnet. »Wenn es um Nachhaltigkeit geht, sind nicht nur ökologische Aspekte wichtig – wie $CO_2$-Emissionen, Wasserverbrauch, Biodiversität –, sondern auch soziale und ökonomische Themen. Diese werden im Diskurs oft vernachlässigt«, erklärt Thomas Lindenthal, der am Forschungsinstitut für biologischen Landbau FiBL in Wien die Entwicklung eines Verfahrens zur Nachhaltigkeits-Bewertung von Produkten auf Grundlage der SAFA-Leitlinien für Hofer leitete. »So kommt es, dass sich Unternehmen mit einem grünen Image oder gar als ›nachhaltig‹ schmücken, obwohl sie vielleicht nur bei einem oder zwei Themen der ökologischen Dimension gut abschneiden. Wenn intensive Landwirtschaftssysteme beispielsweise nur die $CO_2$-Emissionen pro Kilo Produkt berechnen, können sie damit vielleicht sogar ähnliche Ergebnisse erzielen wie im Biolandbau. Dabei bleiben aber die $CO_2$-Emissionen pro Fläche und vor allem wichtige andere ökologische Parameter wie die Bodenfruchtbarkeit, Pestizidbelastungen, Wasserverunreinigungen durch Stickstoff und Phosphor, Ressourcenverbrauch und Biodiversitätswirkungen unberücksichtigt, ganz zu schweigen von ökonomischen und sozialen Parametern.«[116] Um die Nachhaltigkeits-Bewertung von Produkten auf eine breite Basis der Parameter aus den SAFA-Leitlinien zu stellen, wurde vom FiBL eine Methode entwickelt, die eine weitere englischsprachige Abkürzung erhalten hat: SMART. Das steht für Sustainability Monitoring and Assessment RouTine. Nach der SMART-Methode möchte die Hofer-Bio-Tochter »Zurück zum Ursprung« künftig sämtliche Produkte einer strengen Bewertung unterziehen. »Bei den SMART-Bewertungen handelt es sich, anders als bei den bisherigen Berechnungen z. B. des $CO_2$- oder Wasserfußabdrucks, nicht um produktbezogene Bewertungen, sondern um Bewertungen von ganzen landwirtschaftlichen Betrieben. Mit dieser neuen Methodik erhalten wir zwar keine Aussage darüber, wie viel Wasser zur Herstellung eines Kilogramms eines Produktes verbraucht wurde, jedoch eine Aussage darüber, wie gut die landwirtschaftlichen Betriebe, welche das jeweilige Produkt herstellen, mit dem Wasser umgehen und welche Maßnahmen sie zum Schutz der Wasserqualität unternehmen. Zusätzlich bekommen wir aber nicht nur Aussagen zum Thema Wasser, sondern für sämtliche 58 in den SAFA-Leitlinien definierten Themen, die weit über die Ökologie hinausgehen!«, so das Unternehmen über die Vorzüge der Methode.

Nun stammt der Inhalt eines Tetrapaks Milch meist aus mehreren verschiedenen Betrieben. Auch bei Biomilch aus dem Supermarkt ist das meist so. Um zu Aussagen über die Umweltverträglichkeit und andere Nachhaltigkeits-Aspekte zu kommen, die für die unterschiedlichen Betriebe zutreffen, deren Milch im Tetrapak abgefüllt wurde, muss also eine Art Querschnitt gebildet werden. Die österreichische Discount-Supermarkt-Kette und FiBL lösen das so: Um für verschiedene regionale Produktgruppen wie Biomilch zu einer allgemein gültigen Bewertung zu kommen, wird erst einmal untersucht, wie sich die Gesamtheit der Betriebe zusammensetzt, die für diese Produktgruppe zuliefert. Aus der Gesamtheit wird anschließend eine zufällige Stichprobe gezogen, die repräsentativ für die Gesamtheit der zuliefernden Biobetriebe steht. Repräsentativ bedeutet dabei zum Beispiel, dass die für die Stichprobe ausgewählten Betriebe keinen überdurchschnittlich kleinen oder besonders großen Tierbestand haben oder durch andere Extreme von der regional üblichen Bewirtschaftungsform abweichen. Am Ende der aufwendigen Bewertung, für die die Bio-Landwirte von Mitarbeiterinnen und Mitarbeitern des FiBL ausführlich befragt werden, steht eine fünfstufige Skala, die angibt, inwiefern die Betriebe den Nachhaltigkeits-Zielen der SAFA-Leitlinien gerecht werden. Werden die Nachhaltigkeits-Ziele zu 20 oder weniger Prozent erreicht, bedeutet das: »Ungenügend«. Werden sie zu 21 bis 40 Prozent erreicht, wird das als »Mangelhaft« bewertet. Die Zielerreichung zu 41 bis 60 Prozent führt zu einer Bewertung als »Mäßig«. Für eine Erreichung zwischen 61 und 80 Prozent gibt es die Note »Gut«, und Betriebe, die den Nachhaltigkeitszielen zu 81 bis 100 Prozent gerecht werden, bekommen dafür ein »Sehr gut«. Was die Kundinnen und Kunden im Supermarkt auf den Biomilch-Tetrapaks und auf anderen Verpackungen zu sehen bekommen, sind allerdings reine Vergleichswerte in Prozent. Und zwar Vergleichswerte, die zum Ausdruck bringen, inwieweit das Produkt, zum Beispiel ein Liter Bio-Vollmilch im Tetrapak, in der Zielerfüllung von einem vergleichbaren Produkt aus konventioneller Produktion in derselben Region abweicht. Und so steht auf der Verpackung eines Liters Biomilch dann beispielsweise »11% besser bei Klimaschutz im Vergleich zu herkömmlicher Milchwirtschaft«.[117]

Methoden, wie die vom Lebensmittel-Discounter Hofer und dem FiBL entwickelten, sind aufwendig und sicherlich auch nicht gratis. Doch ohne diesen Aufwand lässt sich der ökologische Fußabdruck von Milchwirtschaft und anderen Bereichen der Landwirtschaft kaum bewerten, und schon gar nicht quantifizieren. Wer es mit der ökologischen Bewertung ernst meint, kommt um wissenschaftliche Genauigkeit kaum herum. Anders lassen sich die gewachsenen Ansprüche an die Milchproduktion und ihre Nachhaltigkeit kaum erfüllen.

# 10 Milchalternativen

## Über neue, alte und andere Wege

Am einfachsten wäre es in den Augen vieler, wenn man einfach damit aufhören würde, Tiere als Teil der menschlichen Nahrungskette zu betrachten, und sie auch nicht mehr als Lieferanten von Eiern oder Milch in menschlichen Dienst stellte. »Der Veganismus gehört zu den großartigsten, schönsten und sanftesten Entdeckungen der Menschheit, denn er bietet die Möglichkeit, zu leben, ohne Tiere zu töten oder zu quälen, er befreit vom Zwang, zu leugnen und zu verdrängen, er tut niemandem etwas zuleide und setzt mit alledem gewaltige Energien frei. Und nebenbei gesagt: Leichter und billiger lässt sich der Planet kaum retten.« Das hat Bernd Ulrich, der stellvertretende Chefredakteur der »Zeit«, einmal im »Zeitmagazin« geschrieben.[118] Sicher, Veganismus ist eine der Alternativen zur Milcherzeugung, wie sie heute stattfindet. Und zwar eine, die – so heißt es zumindest immer wieder – immer mehr Menschen für sich entdecken, auch unter jenen, die Milch auch im Erwachsenenalter vertragen. Wirklich verlässliche Zahlen dazu, wie viele Menschen inzwischen einen veganen Ernährungs- und Lebensstil – schließlich lässt sich auf tierische Produkte nicht nur in der Ernährung verzichten – pflegen, gibt es nicht wirklich. Allerdings ist die Zahl von Produkten, die gezielt als vegan vermarktet und beworben werden, in den letzten Jahren deutlich gestiegen. Um das festzustellen, reicht eine Laienbeobachtung, so offensichtlich ist der Trend zum Veganismus. Die Entscheidung, gänzlich auf Milchprodukte zu verzichten, bedeutet nicht zwangsläufig, auf alle tierischen Produkte zu verzichten. Es gibt Flexitarier, die zwar auf Milchprodukte verzichten, andere tierische Produkte aber auf ihrem Speiseplan belassen, so wie es Menschen gibt, die ihren Konsum tierischer Produkte zwar bewusst beschränken, dabei aber keine rigorosen roten Linien auf ihrem Speiseplan ziehen.

Den Schritt, statt Milch den verarbeiteten Saft aus Feldfrüchten in den Kaffee oder den aus Nüssen übers Müsli zu gießen, haben viele Menschen längst gemacht. Zu den gängigsten Milchalternativen zählen Produkte, die man im alltäglichen Sprachgebrauch sogar als Milch bezeichnet: Sojamilch, Reismilch, Hafermilch, Mandelmilch usw. Lobbygruppen aus Landwirtschaft und Milchindustrie treten erfolgreich dafür ein, es zu untersagen, dass diese Produkte in der EU als Milch bezeichnet werden dürfen. Im Juni 2017 entschied der Europäische Gerichtshof, dass solche pflanzlichen Produkte keine Namen tragen dürfen, die auf tierische Produkte hinweisen könnten.[119]

Wie gut diese Produkte in der Lage sind, Milch zu ersetzen, darüber lässt sich trefflich diskutieren. Nicht nur unter kulinarischem Gesichtspunkt, sondern auch auf ökonomischer und ökologischer Ebene. Doch hier soll es gar nicht um Alternativen zur Milch gehen. Denn dass die Milchwirtschaft einfach durch eine Industrie für vegane Milchersatzprodukte ersetzt wird, scheint unrealistisch. Und darauf, dass das Herstellen von Kuhmilch ein Auslaufmodell der globalen Landwirtschaft ist, gibt es bislang keine belastbaren Hinweise. Ganz im Gegenteil. Milch boomt ja schließlich international. Doch welche alternativen Produktionsweisen könnten in der Lage sein, den Fortbestand der Milchwirtschaft zu sichern, ohne dabei Fehlentwicklungen zulasten der Qualität, der Umwelt, der Ressourcen von Mensch und Tier in der Milchwirtschaft fortzusetzen oder gar zu verstärken? Ließe sich Milch besser produzieren, als es heute der Fall ist? Wie könnten alternative Produktionsmodelle aussehen, und worin bestünden überhaupt ihre Vorteile?

Die Rinderhaltung zur Milchproduktion geschieht heute in vielen Betrieben nicht mehr flächengebunden. Sie hat damit gewissermaßen ihren natürlichen Bezug zur Umwelt verloren, verschlingt ökologische Ressourcen, die nicht in den Betrieben selbst hergestellt werden können, und sorgt für unverhältnismäßig große Emissionen, die nicht auf den Flächen der Betriebe ausgebracht werden können. Durch das große Angebot sinken Milchpreise, was den Bauern höchste Effizienz in jeder Hinsicht abverlangt. Oder ist es die hohe, technische Effizienz, die den Milchpreis drückt? Ein Henne-Ei-Problem beschäftigt die Milchwirtschaft. Die Verbraucherinnen und Verbraucher tragen zum Problem bei. Auch durch die latente Erwartungshaltung, ständig günstige Milchprodukte konsumieren zu können. Wer zu einem Problem beiträgt, sollte doch auch zu seiner Lösung beitragen können. Aber wie?

Mit wem aus der Branche man auch spricht, die meisten sind sich darin einig, dass die Milchwirtschaft vor großen Zukunftsfragen steht. Was vielen vorschwebt, ist, die Milchproduktion wieder näher an regionale Märkte heranzuführen. Das hat gar nicht zwingend mit den ökologischen Vorteilen kurzer Lieferwege zu tun, oder damit, Regionen irgendwie autark machen zu wollen und Wertschöpfungs- und Stoffkreisläufe möglichst lokal zu organisieren. Es geht schlicht darum, dass viele in der Milchwirtschaft erkannt haben, dass in regionalen Märkten große Wachstumspotenziale schlummern dürften, die man noch nicht ausgeschöpft hat, weil man sich die größten Erfolge jahrelang vom Exportgeschäft versprach. Auch unter denjenigen, die am liebsten immer mehr Rinder halten wollen, um immer mehr Milch zu produzieren, weil sie Haltungssysteme nutzen, die es ihnen erlauben, auch bei niedrigen Preisen ökonomisch kostendeckend und gewinnbringend zu arbeiten, gibt es die Vorstellung, dass man mit Milch auch in Europa Geld verdienen kann und Milch nicht unbedingt in die Wachstumsmärkte Asiens exportieren muss. Regionale Produktion gilt als Antwort auf eine ganze Reihe von Fragen rund um die Probleme der Milchwirtschaft. Auf der Seite der Milchbäuerinnen und Milchbauern möchten viele sowieso am liebsten für regionale bzw. nationale Märkte produzieren. Ihr Fernweh nach weltweitem Absatz hält sich in Grenzen, denn es herrscht die Überzeugung, dass regionale Märkte auch für stabile und höhere Preise, bessere Planbarkeit und weniger Schwankungen sorgen. Bei einer regionalen Vermarktung können auch der Landschaftsschutz durch Weidehaltung und andere Umweltaspekte eine große Rolle spielen. Besondere Qualität könnte so zum Vertriebs- und Erfolgsfaktor für Milch werden.

Die Frage nach den richtigen Spielregeln für eine zukunftsfähige Milchwirtschaft beschäftigt naturgemäß auch den Politiker

Norwich Rüße. Er denkt dabei zuallererst weniger an gesetzliche Beschränkungen und strengere Auflagen als an die Art und Weise, wie Molkereien ihre Produkte vermarkten. Aus seiner Sicht lassen viele Molkereien hier Potenziale ungenutzt. Vor allem in Deutschland. Andere europäische Länder seien bei modernen Vermarktungswegen für Milch längst weiter, ist er überzeugt: »In Deutschland hat man immer das Gefühl, dass unsere Molkereien Aspekte wie Weidehaltung oder gentechnikfreie Fütterung gar nicht wollen. Umfragen zeigen immer wieder, dass die Konsumierenden Interesse an solchen Produktionsmethoden haben und solche Produkte kaufen möchten. Aber man gewinnt den Eindruck, dass die Molkereien sich dieser Nachfrage verweigern. Die argumentieren: ›Sorry, das geht nicht, denn das Gensoja und das GMO-freie Soja lassen sich in Brasilien nicht trennen.‹ Dabei sagen die Exporteure in Südamerika etwas ganz anderes. Die sagen: ›Wenn ihr das unbedingt haben wollt, dann können wir das trennen. Kein Problem. Das bekommen wir hin.‹ Die Molkereien haben es nie aktiv forciert, der Nachfrage nach besonderen Milchqualitäten gerecht zu werden. Inzwischen hat der Einzelhandel das verlangt. Und auf einmal geht es. Daran zeigt sich, dass man solche Aspekte eben auch aktiv vermarkten kann.« Es scheint so zu sein, dass viele Molkereien lange Zeit die Kosteneffizienz höher bewertet haben als Aspekte, die von den Verbraucherinnen und Verbrauchern längst als Qualitätsmerkmale betrachtet werden. Und dazu gehört eben auch die Ökobilanz oder die Nachhaltigkeit in der Produktion. »Die Manager von großen Molkereien sind inzwischen von den Bauern, die sie beliefern, meilenweit entfernt. Die sind viel näher an den Managern der großen Player des Lebensmittel-Einzelhandels«, ist Rüße überzeugt. »Großmolkereien wie Arla oder FrieslandCampina sind Genossenschaften, denen es nicht darum geht, das Maximum für ihre Bauern herauszuholen, sondern es geht ihnen darum, für das Unternehmen das Maximum herauszuholen. Das Ziel lautet für größere Molkereien seit Langem, globale Märkte zu erobern und aktiv auf dem Weltmarkt mitzuspielen. Für Landwirte ist das ein Problem. Denn Weltmarkt heißt am Ende, dass nur der bestehen kann, der am billigsten anbieten kann. Es sei denn, man setzt auf Spezialitäten wie Parmaschinken, bei denen man ja immer wieder überrascht ist, was Menschen bereit sind, für sie zu bezahlen. Das Problem ist ganz einfach: Der billigste Anbieter wird die europäische Landwirtschaft nie sein.« Spezialitäten als Schlüssel zur erfolgreichen, europäischen Milchwirtschaft – das erinnert an das, was Professor Banse vom Braunschweiger Thünen-Institut über Marktpotenziale sagt. Auch er sieht Potenzial im Vertrieb von Spezialkulturen, die eine hohe Wertschöpfung versprechen. Spezialitäten vermarkten, statt Masse auf den Markt werfen – der Gedanke gefällt vielen, die sich beruflich damit beschäftigen, wie sich mit Milch Geld verdienen lässt. Denn niedrige Preise als Unique Selling Point bereiten den wenigsten Unternehmerinnen und Unternehmern auf lange Sicht große Freude. Und auch dem Tierwohl ist es nicht unbedingt dienlich, möglichst billig zu produzieren. Die hohen Standards in Europas Landwirtschaft lassen sich deutlich besser halten, wenn diese auch hohe Einnahmen mit ihren Produkten erzielt. So sieht das auch die Agrarökonomin Winnie Sonntag: »Im globalen Vergleich steht Europa in der Tierhaltung gut da. Wobei Europa natürlich mit den Kostenstrukturen in vielen Regionen nicht mithalten kann. Das heißt: Wenn langfristig an europäischen Standorten Milch produziert werden soll, müssen sie sich durch die Qualität differenzieren. Kostenführerschaft wird langfristig einfach nicht der strategische Weg sein, um die Produktion in Europa zu sichern. Das gilt nicht nur für Milch, sondern auch für andere tierische Produkte. Der Weg muss dahin gehen, dass die Qualität im Vordergrund steht.« Als Deutsche hat sie dabei einen passenden Marketing-Slogan schon im Kopf: »›Made in Germany‹ auf Milchprodukten sollte einen so guten Ruf genießen, dass die Herkunftsbezeichnung zum positiven Alleinstellungsmerkmal auf globalen Märkten wird.«

Norwich Rüße hätte sicher nichts dagegen einzuwenden. Doch auf der Suche nach Alternativen zur deutschen Milchwirtschaft geht sein Blick aktuell noch ins Ausland. Dabei hat eine Dienstreise seinen Blick auf die Produktion von Milch besonders geschärft: »Ich war vor ein paar Jahren mit dem Umweltausschuss des nordrhein-westfälischen Landtags zu Gast in Österreich. Damals besuchten wir eine relativ große Molkerei, und dort sagte man uns: ›Wir könnten eigentlich viel billiger arbeiten, wenn wir unsere kleinen Molkereistandorte alle schließen würden und an nur zwei Standorten in ganz

Österreich Milch verarbeiten würden. Aber die Tiroler wollen nun mal, dass ihre Milch aus Tirol kommt, und diesen Wunsch erfüllen wir, weil wir durch die Regionalität einen Mehrwert erzeugen – für die Molkerei und die Landwirte.‹ Das hat mich damals positiv überrascht.« Für Rüße ist es kein Zufall, dass es ausgerechnet eine österreichische Molkerei war, in der er ein Beispiel für regionale Wertschöpfung durch Milch im großen Stil kennenlernen konnte: »Dass so etwas in Österreich besser funktioniert als in Deutschland, liegt vermutlich daran, dass Heimat und Regionalität dort einen höheren Stellenwert haben. In Süddeutschland, in Bayern und Baden-Württemberg gibt es Vergleichbares wohl auch. Aber im Rest der Republik scheint mir dieses Regionalbewusstsein im Lebensmittelbereich nicht sonderlich verbreitet. Das gilt auch allgemein für die Wertschätzung von Lebensmitteln. Im Süden Deutschlands sind die Menschen ja erwiesenermaßen bereit, mehr Geld für Lebensmittel auszugeben. Gut – im Süden haben die Menschen auch ein bisschen mehr Geld, aber sie geben auch prozentual mehr aus. Bayern ist ja nicht zufällig so stark im Biobereich aufgestellt, während man in anderen Bundesländern das Gefühl bekommen kann, es gehe bei Lebensmitteln nur darum, satt zu werden. Ein Bewusstsein für die Qualitäten von Lebensmitteln zu schaffen, ist natürlich ein sehr langer und aufwendiger Prozess. Das ist eine kulturelle Frage.« Dass die Konsumentinnen und Konsumenten die Qualitäten von Lebensmitteln auch wertschätzen können, setzt Wissen um diese Qualitäten voraus. Dieses Wissen zu vermitteln, liegt letztlich auch in der Verantwortung der Landwirtschaft. Sie könnte transparent darauf hinweisen, worin ihre Leistungen bestehen und wie sie entstehen. Damit hat sie sich in der Vergangenheit nicht immer leichtgetan. Und auch der Lebensmitteleinzelhandel bzw. die Handelsmarken setzen in der Vermarktung nicht unbedingt auf Transparenz. Die Schuld am verzerrten Bild der Landwirtschaft will sich allerdings niemand eingestehen.

»Ich würde der These zustimmen, dass in der Vergangenheit vielfach Werbung für Lebensmittel betrieben wurde, die Verbrauchertäuschung darstellte«, sagt Winnie Sonntag. »Milch aus Stallhaltung mit Bildern von Weiderindern zu bewerben, ist einfach nicht richtig. Die Anschuldigung der Landwirte, es werde dadurch ein unrealistisches Bild von der Landwirtschaft in den Köpfen der Verbraucher verankert, trifft zu. Allerdings greift es zu kurz, diesen Vorwurf an den Lebensmitteleinzelhandel zu richten, der ja schließlich ein Interesse daran hat, Produkte zu verkaufen.« Entsprechende Trends, die zeigen, dass es auch ohne Täuschung geht, gebe es allerdings längst, sagt Sonntag. Weidemilch, regionale Vermarktung oder die Direktvermarktung ab Hof seien Wege, die immer häufiger gewählt würden, um auf die gewachsene Sensibilität der Konsumentinnen und Konsumenten für Regionalität, Ökologie und nachhaltigere Formen von landwirtschaftlicher Produktion und Vermarktung zu reagieren. »Die Nachfrage nach tierischen Produkten mit hohen Haltungs- und Tierwohl-Standards ist aus meiner Sicht auf jeden Fall als Chance zu betrachten«, gibt sich Sonntag optimistisch. »Aber die Landwirtschaft tut sich teilweise tatsächlich etwas schwer damit, darin eine Chance zu sehen und daraus die entsprechenden Schlüsse zu ziehen. Dafür gibt es verschiedene Gründe, die zum Teil historisch gewachsen sind. Lebensmittelversorgung war immer ein hohes Gut, das auch entsprechend subventioniert wurde. Durch die Quotenregelung musste sich in der Milchviehhaltung auch niemand große Gedanken über Vermarktung machen. Warum sollte man sich auch am Markt orientieren, wenn man ohnehin durch die Quote eine Produktionsmenge vorgegeben bekam? Kundenanforderungen waren nie ein Thema. Und das ändert sich momentan. Mit der Marktöffnung nach dem Ende der Milchquoten gibt es plötzlich ganz neue Anforderungen an die Milchwirtschaft. Auf einmal gibt es die Situation, dass Landwirte sich stark am Markt orientieren müssen, und das ist natürlich etwas, an das man sich erst einmal gewöhnen muss. Lange Zeit hat es die Landwirtschaft versäumt, Verbraucherwünsche in ihre Kommunikation miteinzubeziehen. Das beginnt nun langsam. Die Landwirtschaft als Branche hat gemerkt: Man muss kommunizieren, man muss Akzeptanz schaffen, man muss am Kunden sein, man muss sich erklären. Das musste man alles für lange Zeit nicht, denn man hat ja schließlich Lebensmittel produziert. Die Landwirtschaft hat lange geglaubt, allein dadurch ausreichend Legitimation zu beziehen. Das ändert sich. Denn vielfach wird heute auf die Landwirtschaft ein Druck erzeugt, sich für ihre

Produktionsweisen und Geschäftsmodelle zu rechtfertigen. Das führt dazu, dass Landwirte auf einmal nicht nur produktionstechnischen und wirtschaftlichen Anforderungen, sondern auch gesellschaftlichen Anforderungen gegenüberstehen. Das hat es in dieser Form lange Zeit nicht gegeben.«

## Milch wie früher für heute und morgen?

Eine Molkerei, die überzeugt ist, eine Antwort auf die Frage nach dem vielversprechendsten Weg in die Zukunft der Milch gefunden zu haben, ist SalzburgMilch. Die drittgrößte Molkerei Österreichs befindet sich zum Großteil in genossenschaftlichem Besitz. Außerdem ist die bayrische Firma Meggle beteiligt, die in Deutschland überregional bekannt ist, vor allem für Kräuterbutter und damit getränkte Baguettes, die gekühlt verkauft werden. Im Jahr 2018 wagte SalzburgMilch den Marktstart einer besonderen Vollmilch. Sie entsteht im Biosphärenpark Lungau, der ihr auch ihren Namen gibt: Reine Lungau. »Das ist eine derart abgeschlossene Region, und wir wollen hier einen Schritt zurück machen und so produzieren, wie man vor 30, 40 oder 50 Jahren produziert hat, im Hinblick auf die Stoffkreisläufe«, erklärt Florian Schwab, bei SalzburgMilch verantwortlich fürs Marketing. »Das wichtigste Kriterium ist, dass die Bauern mit dem, was vorhanden ist, auskommen. Das ist der Slogan der ganzen Geschichte und das bedeutet übersetzt, dass sie nur das an die Tiere verfüttern, was sie selbst anbauen, sprich: einen sehr hohen Anteil an Grundfutter, also das, was die Wiese bzw. die Alm hergibt, und nur einen ganz kleinen Getreide-Anteil. Dieses Getreide wird aber nicht in Übersee oder irgendwo anders in Europa angebaut, sondern im Lungau selbst, und zu 90 % von den Bauern selbst an die Kühe verfüttert. Und das auf über 1000 Metern.« Der Impuls, eine Milch auf den Markt zu bringen, die auf diese Weise entsteht, sei von Landwirten der Region selbst ausgegangen: »50 Biobauern aus dem Lungau haben sich zusammengefunden und gesagt: Es muss doch eine Möglichkeit geben, aus diesem beständigen Rad an Selbstverständlichkeiten, dass Milch immer billig sein muss und nicht mehr als einen Euro kosten darf, herauszukommen und etwas Neues zu machen. Das war die Idee der Bauern. Und wir sind der Katalysator dieses Projekts und haben es von marktwirtschaftlicher Seite auch umsetzen können.«

Rund 600 Biosphärenparks wie jenen im österreichischen Bundesland Salzburg gibt es weltweit. Im Gegensatz zu einem Nationalpark werden Biosphärenparks nicht zu reinen Konservationsgebieten, sondern sie dürfen weiterhin bewirtschaftet werden - nur eben sehr behutsam und mit dem Ziel, dass sich Natur und Wirtschaft gemeinsam entwickeln können. »Die Gesellschaft muss sich in diesem Biosphärenpark auch weiterentwickeln können«, erklärt Schwab. Und so kann in einem Biosphärenpark biologische Landwirtschaft betrieben werden. Im Land Salzburg, wo bereits mehr als die Hälfte der landwirtschaftlich nutzbaren Fläche nach den Kriterien des Biolandbaus bewirtschaftet wird, ist es gar nicht unbedingt ihre Bioqualität, die die Milch aus dem Lungau zu etwas Besonderem macht. Es ist das kompromisslose Bekenntnis zum geschlossenen, regionalen System in der Milchproduktion. Gehalten werden die Milchkühe dabei in Kombinationshaltung aus Weide und Stall - übrigens zum Teil in Anbindehaltung. »Es ist nicht so, dass die Kühe 365 Tage Auslauf im Jahr haben müssen. Sie haben durch die Nähe zum Menschen mehr Kontakt zum Menschen. Sie können in Ruhe fressen. Es gibt keine Rangkämpfe, die sonst im Laufstall üblich sind. Die Kühe bekommen regelmäßig ihren Auslauf, und das muss der Bauer auch aufschreiben«, berichtet Florian Schwab, der vom Haltungssystem im Lungau überzeugt ist. Auslauf kann bedeuten, dass die Tiere auf Hochalmen stehen, auf Weiden, oder eben dass sie Zugang zu einem Auslauf in Stallnähe haben. »Es ist heute auch nicht mehr so einfach möglich, die Kühe über irgendwelche Bundesstraßen zur Weide zu treiben. Da ist dann der Kompromiss ein Auslauf«, sieht es der Milchvermarkter recht pragmatisch. Und sind Betriebe mit Auslauf und Anbindehaltung, die ihr Futter selbst produzieren, wirklich besser, nur weil sie ungefähr so produzieren, wie es im Alpenraum vor Jahrzehnten üblich war? Ganz so pauschal lässt sich das nicht beantworten, meint Reinhard Gessl vom Forschungsinstitut für biologischen Landbau (FiBL). »Es ist nicht so, dass die Tierhaltung früher besser war, als sie es heute ist. Das ist ein idealisiertes Bild, das einfach nicht stimmt. Eine klein strukturierte Landwirtschaft heißt nicht automatisch, dass sie gut ist. Ich kann zehn Kühe genauso schlecht halten, wie ich 100 Kühe schlecht halten kann. Und in der Biolandwirtschaft ist es einfach so, dass man die tiergerechte Haltung zum Grundsatz gemacht hat. Wir versprechen nicht unbedingt, dass wir keine Anbindehaltung mehr haben. Anbindehaltung, bei der die Tiere tagsüber nicht hinausgelassen werden, ist natürlich nicht optimal. Dementsprechend muss die Biolandwirtschaft Rahmenbedingungen schaffen, die über die Anbindehaltung hinaus tiergerechte Haltung sicherstellen. Die Biolandwirtschaft verspricht auch nicht, dass Biobetriebe immer klein sind. Weil eben die Größe nichts aussagt über die Qualität, sowohl in der Tierhaltung als auch im Ackerbau. Wenn man die ›Reine Lungau‹ ansieht, die in kleinen Betrieben mit Futter aus dem eigenen Betrieb produziert wird, dann ist das natürlich eine ideale Situation.« Dass die Produktion nach der Methode »Reine Lungau« auch im Biobereich keineswegs die Norm ist, hängt für Gessl mit der Marktsituation zusammen: »Dass es die Biolandwirtschaft nicht allgemein schafft, auf diese Art zu produzieren, hängt damit zusammen, dass Biomilch im Supermarkt nicht viel mehr kosten soll als die konventionelle Milch. Wenn ich mir den Luxus leisten kann, für Milch 1,89 Euro oder 1,99 Euro zu verlangen, so wie es bei der ›Reinen Lungau‹ der Fall ist, und es mir gelingt, dafür einen Markt zu schaffen, dann ist das eigentlich die ideale Situation. Da gibt es dann plötzlich wieder Spielraum.« Den Spielraum, den ihnen ein höherer Milchpreis gewährt, brauchen Milchviehhalter, ist Gessl überzeugt. Wenn der Milchpreis stimme, sinke auch der Druck, immer mehr Tiere zu halten, um immer mehr Milch zu produzieren. »Kühe und Rinder sind ja keine Getreidefresser. Es geht hier ums Grünland. Saftige Weiden sind die Grundlage für die Rinderhaltung. Wenn ich den Bauern nicht 50 oder 55 Cent pro Liter Biomilch zahle, sondern 75 Cent, dann brauche ich nicht 6000 Liter Milch pro Kuh. Da reichen dann auch 5200 Liter.«

Das macht es für Florian Schwab aus, was er die Produktion wie vor 30 oder 40 Jahren nennt: eine Milchviehhaltung ohne Druck. »Wir wissen aus Umfragen, bei denen Konsumentinnen und Konsumenten gefragt wurden, unter welchen Voraussetzungen sie bereit wären, mehr für die Milch zu bezahlen, dass den Leuten wichtig ist, dass vom Aufpreis auch etwas beim Bauern ankommt. Das Konzept der ›Reinen Lungau‹ ist ein Konzept, bei dem man weiß, dass beim Bauern mehr ankommt. Der aktuelle Erzeugerpreis liegt bei 72 Cent. Das ist mit Abstand der höchste Milch-Erzeugerpreis in Österreich. Die Bio-Vollmilch zum Vergleich liegt bei 56 Cent. Die Bauern werden damit nicht reich. Die verdienen unter dem Strich dasselbe wie vorher, aber sie haben nicht diesen Leistungsdruck. Vor 30, 40 Jahren haben die Bauern noch kein Kraftfutter zugekauft von irgendwo, um die Milchleistung zu steigern. Die Leistung wird geringer, was auch sehr positive Eigenschaften hat. Der natürliche Hormonhaushalt der Kühe wird wieder deutlich klarer. Das wird natürlich den Bauern auch abgegolten: Die werden nicht reich damit, aber sie können so wirtschaften, wie sie mit gutem Gewissen wirtschaften wollen und wie auch viele andere gerne wirtschaften würden.« Es ist wie so oft: Am Ende ist es der Preis, der darüber entscheidet, wie Milch produziert wird. Und wäre nicht ein kleiner Teil der österreichischen Konsumentinnen und Konsumenten bereit, für die Premium-Milch aus dem Lungau den höheren Preis zu bezahlen, dann würde wohl auch in der Salzburger Region nicht produziert, wie es die dortigen Biobetriebe tun. Für den Milch-Marketing-Profi Schwab von der Salzburger Großmolkerei sind höhere Preise für Milch naheliegenderweise ein attraktives Ziel und ein berufsbedingt wichtiges Thema. »Das führt zur Frage, weshalb der Liter Milch in Österreich 1 Euro kosten muss, wenn er in anderen Ländern ebenfalls höher liegt. Unter 1,30 Euro bekommt man in Italien, in Griechenland, in Spanien, in Norwegen nirgends einen Liter Milch«, meint er. »Mir ist nicht bekannt, dass deshalb dort irgendjemand verhungern würde. Hier bedarf es eines grundsätzlichen Umdenkens darüber, weshalb Molkereiprodukte oder andere tierische Produkte wie Fleisch einen Wert haben müssen. Wert hat mit Wertschätzung zu tun. Ich glaube, es fällt keinem Bauern in der konventionellen Intensiv-Landwirtschaft leicht, so zu arbeiten, wie er arbeitet und wie er arbeiten muss. Aber er hat eben auch nichts davon, anders zu arbeiten, wenn er es sich nicht leisten kann. Wenn wir alle bereit wären, 50 Cent mehr für einen Liter Milch auszugeben, dann wäre eine solche Landwirtschaft aber denkbar.« Mit dem Projekt im Lungau wolle seine Molkerei die Beweisführung antreten, dass eine Low-Input-Milchproduktion mit höheren Preisen für die Endverbraucherinnen und Endverbraucher und mit gleichzeitig höheren Gewinnspannen pro Liter Milch für die Milchviehbetriebe möglich ist. »Vor dem Start des Projekts haben Kritiker auch gesagt, wir würden es nicht schaffen und die Kühe würden ohne Kraftfutter alle verhungern. Inzwischen sehen wir: Es funktioniert wunderbar und keiner der 52 teilnehmenden Bauern hat den Bedarf, Kraftfutter zuzukaufen. Wir haben bisher 4% Getreideanteil am Futter. Das Ganze soll zeigen: Es ist möglich. Es ist vielleicht nicht überall und flächendeckend möglich. Aber Modellregionen wie der Lungau zeigen, dass ein Umdenken stattfinden kann. Zwei Euro für einen Liter Milch zu zahlen, von denen 72 Cent bei den Bauern ankommen, ist für viele Menschen machbar und ein gutes Beispiel für andere Bereiche.«

## Auf das richtige Milch-Bewusstsein kommt es an

Wenn man über Milchviehhaltung und faire Preise für Milch diskutiert, kommt die Rede sehr schnell auf die Bewusstseinsbildung unter Konsumentinnen und Konsumenten. Man müsse den Menschen die Landwirtschaft einfach gut genug erklären, dann würden sie schon bereit sein, hohe Preise für heimische Produkte zu zahlen. Bewusstseinsbildung ist sicher ein Weg, um zu einer ressourcenschonenderen und damit ressourceneffizienteren Milchwirtschaft zu kommen. Allerdings wird es wohl nicht ausreichen, Menschen die Zusammenhänge zwischen Milchkonsum und sozialen, ökologischen und ökonomischen Problemen bewusst zu machen und zu erklären. Was für die Milcherzeugung gilt, das gilt auch für viele andere Branchen und Segmente der Wirtschaft. Eine Studie des deutschen Umweltbundesamtes aus dem Jahr 2016 weist deutlich darauf hin, dass Wissen über Nachhaltigkeit und das Hochhalten postmaterieller Werte nicht davor schützen, selbst überdurchschnittlich ressourcenintensiv zu leben – gar unnachhaltig. Im Kommentar zu einer repräsentativen Erhebung von Pro-Kopf-Verbräuchen natürlicher Ressourcen in Deutschland heißt es: »Besonders deutlich ist die Diskrepanz zwischen Wissen und Einsichten einerseits und dem Verhalten andererseits in den Bevölkerungssegmenten mit hohem Einkommen und, damit meist einhergehend, hoher Formalbildung. In den sozialen Milieus, in denen nichtmaterielle Werte hochgehalten werden, leisten sich viele von ihren hohen Einkommen einen Komfort und viele Aktivitäten, die mit hohen Ressourcenverbräuchen und $CO_2$-Emissionen verbunden sind. Da ihr ressourcenintensiver Lebensstil vielen in den Mainstream- und Unterschichtmilieus erstrebenswert erscheint, ist er nicht nur wegen der mit ihm direkt einhergehenden Umwelt- und Klimabelastungen, sondern auch wegen der Vorbildwirkung problematisch.«[120] In anderen Worten: Dort, wo ein nachhaltiger Lebensstil Thema ist und angestrebt wird, ist der Ressourcenverbrauch oft überdurchschnittlich hoch. Umweltbildung und Erzeugung kritischen Umweltbewusstseins führen also nicht ganz automatisch dazu, dass der individuelle Ressourcenverbrauch in der Gesellschaft sinkt. Zu diesem Schluss kam auch die deutsche Studie: »Um den Ressourcenverbrauch und die Treibhausgasemissionen zu senken, reicht es nicht, an die Verantwortung gegenüber Umwelt und Mitmenschen zu appellieren oder auf mehr Aufklärung über die negativen Folgen des Konsums zu setzen: Hohe Ressourcenverbräuche und Treibhausgasemissionen finden sich gerade in den sozialen Milieus, die sich verbal zu ihrer gesellschaftlichen Verantwortung bekennen und in denen positive Umwelteinstellungen sowie das Wissen weit verbreitet sind, dass ein sparsamer Umgang mit Ressourcen notwendig ist – nicht nur aus Gründen des Umweltschutzes, sondern auch der intra- und intergenerationellen Gerechtigkeit.« Wenn Bildung und Bewusstsein nicht ausreichen, um mehr Nachhaltigkeit im Konsumverhalten zu erzeugen, dann bedeutet das auch, dass der politische Appell an die Verbraucherinnen und Verbraucher, ihre Marktmacht bewusst und gezielt einzusetzen und damit beim Einkaufen darüber zu entscheiden, wie groß der ökologische Fußabdruck ausfällt, eine Ergänzung braucht. Wenn es die bewusste Nachfrage allein nicht richtet – dann muss wohl auch bewusst auf Angebotsseite etwas unternommen werden. Durch verbindliche Regeln für die Produktion von Gütern aller Art – zum Beispiel Milch – wäre das eigentlich recht einfach möglich. Solche Regeln müssen nicht unbedingt Verbote sein. Das hat auch das Umweltbundesamt als Empfehlung ins Fazit seiner Untersuchung von 2016 geschrieben: »Da eine gezielte Steuerung sozialer und kultureller Entwicklungen hin zu einem nachhaltigen Lebensstil in pluralen Gesellschaften kaum möglich ist, bleibt nur der Weg, sozial-, wirtschafts- und umweltpolitisch Rahmenbedingungen zu schaffen, die Anreize für einen nachhaltigeren Konsum setzen bzw. hohe Hürden für einen nichtnachhaltigen Konsum errichten.«

Wie solche verbindlichen, politischen Regeln auf dem Milchmarkt aussehen könnten, darüber herrscht Uneinigkeit. Für manche ist die Sache ganz klar. Das geeignetste Mittel, um für einen nachhaltigeren Umgang mit den natürlichen Ressourcen, die für die Milcherzeugung eine Rolle spielen, zu sorgen, habe die Politik 2015 mit der Milchquote aus der Hand gegeben, nämlich eine wirksame Mengensteuerung. Ein großer Teil der Spezialistinnen und Spezialisten sieht das allerdings völlig anders und appelliert an die Kräfte eines freien Markts. Für sie ist es weniger die Politik, die mit verbindlichen, neuen Regulations-Werkzeugen der Landwirtschaft ihre Grenzen aufzeigen muss. Die werde der Markt auf indirektem Weg selbst schaffen. Nämlich ganz einfach, indem er einer Landwirtschaft, die an den Erwartungen und Bedürfnissen der Verbraucherinnen und Verbraucher vorbeiproduziert, schlicht die sogenannte *license to operate* entziehe.

In einem Working Paper sind Agrarwissenschaftlerinnen und Agrarwissenschaftler der Uni Göttingen im Jahr 2016 der Frage nachgegangen, wie es um die Zukunft der konventionellen Tierhaltung in Nordwesteuropa bestellt ist.[121] Um sie zu beantworten, wurden unterschiedliche Daten zur Akzeptanz der Landwirtschaft und zu den Erwartungen, die an sie gestellt werden, zusammengetragen. Was die Autoren feststellen mussten, ist, dass es vielen Verbraucherinnen und Verbrauchern um den sogenannten *natural living frame* der Tiere geht, also um deren artgerechte Haltung. Das sei das Resultat eines langfristigen Trends, nämlich des Wandels der Mensch-Tier-Beziehungen. Darauf, so die Autoren, müsse die Landwirtschaft reagieren. Nur wie? »Vieles deutet darauf hin, dass die zunächst verfolgten eher passiven Konzepte und die heute stärker genutzten Gegenangriffs-, Rechtfertigungs- und Aufklärungsstrategien nicht ausreichen werden, um aus der medialen Defensive zu kommen«, wird im Working Paper festgestellt. »Aus Sicht der Autoren spricht aber vieles für eher proaktive, dialogorientierte Strategien. Insgesamt kann besonders die Landwirtschaft auf einer positiven Grundhaltung der Bevölkerung gegenüber der heimischen Produktion aufbauen. So kritisch auch Entwicklungen in der Tierhaltung bewertet werden, so positiv ist doch das Basisimage der Landwirte.« Ein Großteil der Gesellschaft würde einfach nicht verstehen, dass die Größe der landwirtschaftlichen Betriebe nichts darüber aussage, wie gut es den Tieren darin gehe. Und schließlich seien die hohen Anforderungen und Auflagen des Tierschutzes auch ein Grund dafür, dass Betriebe immer größer würden. Für kleine Betriebe würden sich die Investitionen in neue Ställe, Auslaufmöglichkeiten und die unterschiedlichsten Tierwohlmaßnahmen schließlich kaum lohnen: »Ein zentraler Punkt könnte darin liegen, ob es gelingt, die gesellschaftlich verbreitete Befürchtung einer negativen Korrelation zwischen Betriebsgröße und Tierwohl aufzulösen. Angesichts des starken Strukturwandels, der konzentrationsfördernden Wirkung von zusätzlichen Tierschutzauflagen und der beachtlichen ›Economies of Scale‹ gibt es keinen einfachen Weg zurück zu einer kleinbetrieblichen Landwirtschaft. Da die Einstellung der Bevölkerung gegenüber Großbetrieben zum Teil aber sehr negativ ist, stehen gerade die größeren landwirtschaftlichen Betriebe vor der Herausforderung, über CSR- und Shared-Value-Aktivitäten Vertrauen in der Gesellschaft zurückzugewinnen.« Ob es der Milchwirtschaft gelingt, verlorenes Vertrauen durch CSR-Maßnahmen, also Maßnahmen auf der Basis der unternehmerischen Sozialverantwortung und eine bessere Kommunikationsarbeit wiederzuerlangen, wird sich zeigen müssen. Ökologische Probleme werden in aller Regel nicht von PR-Abteilungen gelöst.

Die Milchwirtschaft steht vor Problemen, mit denen nicht nur sie konfrontiert ist. Sie ist Teil einer Lebensweise, die sich nur dadurch erhalten lässt, dass ihre Kosten systematisch externalisiert werden. Auf Tiere, auf die Umwelt, auf Gesellschaften in anderen Erdteilen. Wieso funktioniert das so einfach? – obwohl das Problem doch so vielen einleuchtet, auch innerhalb der Landwirtschaft, und Bäuerinnen und Bauern sich selbst fragen, weshalb es eigentlich nötig ist, immer mehr Kühe im Stall zu haben, in immer ausgefeiltere Stalltechnik zu investieren, in Computer, Kraftfutter, Melkmaschinen und all das. Die Antwort liegt im Doppelcharakter jener Lebensweise, zu deren Erhalt auch die moderne Milchindustrie beiträgt. Der Doppelcharakter besteht einerseits aus dem Zwang, immer mehr zu produzieren, Wachstum zu generieren und zu expandieren – trotz all der externalisierten Kosten, die früher oder später auf uns alle zurückfallen. Und andererseits besteht er aus dem Gewinn an individuellen Möglichkeiten und Freiheiten, die uns diese Lebensweise vorgaukelt. Das Mehr an Milchprodukten im Supermarkt reiht sich ein in das Mehr an Flugreisen, Mehr an Wohnfläche, Mehr an Freizeit, Mehr an Kaufentscheidungen, das uns in jenen Gegenden auf der Welt, in denen diese Lebensweise am stärksten ausgeprägt ist, zur Verfügung steht. Das alles hat seinen Preis. Im Fall von Milch zahlen ihn jährlich Millionen von Milchkühen, die geschlachtet werden, das Klima, das durch ihre Ausdünstungen beeinflusst wird, die Menschen in jenen Erdteilen, die mit europäischem Billig-Milchpulver versorgt werden, wodurch ihnen die Basis ihrer kleinbäuerlichen Lebensweise entzogen wird, und auch die Bäuerinnen und Bauern in Europa, die ihre Betriebe schließen müssen, weil sie schlicht nicht mehr mithalten können mit den Anforderungen, die an sie gestellt werden. Alternative Wege, Milch zu produzieren, gibt es, und viele von ihnen funktionieren. Man muss also nicht das Rad neu erfinden, um eine Zukunft für die Produktion von Milch erkennen zu können. Man muss diese Wege nur beschreiten, wenn man Milch produziert. Oder sie fördern, wenn man sie konsumiert. Mit einem Griff zu Milchprodukten, die von Weiden stammen und die biologisch produziert wurden, sorgt man für eine flächengebundene Milchproduktion. Sie ist jene Form der Milchproduktion mit dem kleinsten ökologischen Fußabdruck. Sie ist allerdings nicht überall möglich. Und das zu akzeptieren, ist der erste Schritt einer ernsthaften Suche nach sinnvollen Milchalternativen.



Büchereien Wien
Magistratsabteilung 13
Weimarer Straße 8-10
A 1180 Wien

# Anmerkungen


1 Curry, Andrew (2013): The Milk Revolution, in: Nature 500, August 2013

2 Rheingruber, Agathe (2011): Early Neolithic settlement patterns and exchange networks in the Aegean, in: Documenta Praehistorica, 2011, Vol. 38(1), S. 291–305

3 Fink-Keßler, Andrea (2013): Milch – vom Mythos zur Massenware; oekom, S. 25

4 Krüttli et al. (2014): Ancient DNA Analysis Reveals High Frequency of European Lactase Persistence Allele in Medieval Central Europe; https://doi.org/10.1371/journal.pone.0086251 (aufgerufen am 2.12.2018)

5 Hirschfelder, Gunther (2017): Milch – ein wertvolles Kulturgut; https://amainfo.at/fileadmin/user_upload/Dokumente/Alle_Dokumente/Milchsymposium/2017/2017_AMA-Milchsymposium_Wien_Hirschfelder_kurz.pdf (aufgerufen am 2.12.2018)

6 Evans-Pritchard, Edward (1969): The Nuer: A Description of the Modes of Livelihood and Political Institutions of a Nilotic People; Oxford University Press

7 Harari, Yuval Noah (2015): Eine kurze Geschichte der Menschheit; Pantheon, S. 124

8 Hirschfelder, Gunther (2017): Milch – ein wertvolles Kulturgut; https://amainfo.at/fileadmin/user_upload/Dokumente/Alle_Dokumente/Milchsymposium/2017/2017_AMA-Milchsymposium_Wien_Hirschfelder_kurz.pdf (aufgerufen am 2.12.2018)

9 Valenze, Deborah (2011): Milk. A Global and Local History; Yale University Press, S. 15

10 Flood, Gavin (1996): An Introduction to Hinduism; Cambridge University Press

11 von Scheffer, Thassilo (1947): Legenden der Milchstraße, in: Die Zeit 39/1947; www.zeit.de/1947/23/legenden-der-milchstrasse (aufgerufen am 2.12.2018)

12 Fink-Keßler, Andrea (2013): Milch – vom Mythos zur Massenware; oekom, S. 85

13 Rumpolt, Marx (1581): Ein new Kochbuch; http://diglib.hab.de/wdb.php?dir=drucke/2-3-oec-2f (aufgerufen am 2.12.2018)

14 Valenze, Deborah (2011): Milk. A Global and Local History; Yale University Press, S. 254

15 Mak, Geert (2014): Wie Gott verschwand aus Jorwerd; Pantheon, S. 88f.

16 OECD-FAO (2008): Agricultural Outlook 2008-2017; www.oecd.org/trade/agricultural-trade/40715381.pdf (aufgerufen am 10.02.2019)

17 FAO (2010): Status and Prospects for Smallholder Milk Production – A Global Perspective; Autoren: T. Hemme and J. Otte; Rom; www.fao.org/docrep/012/i1522e/i1522e.pdf (aufgerufen am 2.12.2018). FAO (2018): Dairy Market Review – Milk production trends in 2017; Rom; www.fao.org/3/I9210EN/i9210en.pdf (aufgerufen am 2.12.2018)

18 OECD-FAO Agricultural Outlook 2018–2027; https://stats.oecd.org/viewhtml.aspx?datasetcode=HIGH_AGLINK_2018&lang=en (aufgerufen am 2.12.2018)

19 Nüssel, Susanne u. Märtlbauer, Erwin (2016): Geschichte und wirtschaftliche Bedeutung der Milch und Milchprodukte, in: Märtlbauer, Erwin u. Becker, Heinz (Hrsg.): Milchkunde und Milchhygiene; Eugen Ulmer, Stuttgart, S. 13

20 Europäische Kommission (2017): Milch und Milchprodukte; https://ec.europa.eu/agriculture/milk_de (aufgerufen am 2.12.2018)

21 Bundesanstalt für Landwirtschaft und Ernährung (2018): Milchviehhaltung in Deutschland; www.praxis-agrar.de/tier/rinder/milchviehhaltung-in-deutschland/ (aufgerufen am 2.12.2018)

22 AHDB Agriculture and Horticulture Development Board (2018): EU Cow Numbers; https://dairy.ahdb.org.uk/market-information/farming-data/cow-numbers/eu-cow-numbers/#.W4fYhZMzaiA (aufgerufen am 2.12.2018)

23 EU-Kommission (2018); https://ec.europa.eu/agriculture/milk_de (aufgerufen am 10.2.2019)

24 Stollenwerk, Thomas (2017): Der Markt für Biomilch ist ein ganz eigenständiger Milchmarkt, in: Biorama Online; www.biorama.eu/milchpreis-biomilch/ (aufgerufen am 2.12.2018)

25 FiBL, IFOAM (2018): The World of Organic Agriculture 2018, S. 236

26 FAO, OECD (2018): Agricultural Outlook 2018–2027, S. 58

27 Brüderle, Rainer (2007): Die Milchquote hat ausgedient, in: Welt Online; www.welt.de/debatte/kommentare/article6069635/Die-Milchquote-hat-ausgedient.html (aufgerufen am 2.12.2018)

28 Duchaczek, Katharina (2012): Die Milch, die Modernisierung und der Melkroboter: Die Mechanisierung der Landwirtschaft aus Sicht der St. Georgener Bäuerinnen und Bauern; Diplomarbeit, Wien, S. 40

29 Landwirtschaftskammer Österreich (2014): Dialogforum »Unsere Milch 20 20 60«; www.lko.at/dialogforum-unsere-milch-20-20-60+2500+2235912 (aufgerufen am 2.12.2018)

30 Bundesministerium für Ernährung und Landwirtschaft (2016): Niedrige Preise für Milch – Fragen und Antworten zur Lage; www.bmel.de/DE/Landwirtschaft/Agrarpolitik/1_EU-Marktregelungen/_Texte/Fragen_und_Antworten_Milch_2016.html (aufgerufen am 2.12.2018)

31 Odening, M., Brümmer, B., von Cramon-Taubadel, S., Mußhoff, O., Qaim, M., Spiller, A., Theuvsen, L., Hüttel, S., Uehleke, R. (2016): Wiedereinführung der Milchquote kein sinnvolles Instrument der Agrarpolitik – Agrarökonomen zur aktuellen Situation auf dem Milchmarkt in Deutschland; in: BauernZeitung 24/2016: S. 18–19

32 Poppinga, Onno (2017): Weitere Industrialisierung keine Lösung, in: Agrarbündnis e.V. (2018): Kritischer Agrarbericht 2017, S. 153–157

33 Liste, Patrik (2018): Protest gegen aktuelle Milchpolitik, in: top agrar Online; www.topagrar.com/news/Rind-Rindernews-Protest-gegen-aktuelle-Milchpolitik-9262498.html (aufgerufen am 2.12.2018)

34 EMB European Milk Board (2018): Flexible, marktorientierte Angebotssteuerung in Krisenzeiten für die dauerhafte Stabilität einer flächendeckenden, nachhaltigen Milcherzeugung und Milchwirtschaft in Europa; www.europeanmilkboard.org/de/emb/positionen.html (aufgerufen am 2.12.2018)

35 EMB European Milk Board (2010): Europäischer Milchmarkt – Mengensteuerung mit Hilfe einer Monitoringstelle; www.europeanmilkboard.org/fileadmin/Dokumente/Positions_EMB/12-02_Positions/11-01_EMB_Monitoringstelle_DE.pdf (aufgerufen am 2.12.2018)

36 DBV Deutscher Bauernverband (2017): Faktencheck Mengenregulierung Milch; https://media.repro-mayr.de/34/708334.pdf (aufgerufen am 2.12.2018)

37 Mak, Geert (2014): Wie Gott verschwand aus Jorwerd; Pantheon, S. 98

38 Stollenwerk, Thomas (2015): Wie die Landwirtschaft auf ihren Burnout zusteuert, in: Biorama Online; www.biorama.eu/tanja-busse-iv/ (aufgerufen am 2.12.2018)

39 Deeg, Cornelia u. Maierl, Johann (2016): Anatomische, physiologische und biochemische Grundlagen der Laktation, in: Märtlbauer, Erwin u. Becker, Heinz: Milchkunde und Milchhygiene, Verlag Eugen Ulmer, Stuttgart; S. 21–59

40 GfK Gesellschaft für Konsumforschung (2015): Milchkühe Classic Bus 2015/44; www.peta.de/mediadb/PETA_Milchkuehe_15-04-29.pdf (aufgerufen am 2.12.2018)

41 Deeg, Cornelia u. Maierl, Johann (2016): Anatomische, physiologische und biochemische Grundlagen der Laktation, in: Märtlbauer, Erwin u. Becker, Heinz (Hrsg.) (2016): Milchkunde und Milchhygiene; Eugen Ulmer, Stuttgart, S. 56

42 LKV Landeskontrollverband für Leistungs- und Qualitätsprüfung Mecklenburg-Vorpommern e.V. (2012): Mit gesunden Eutern das Milchgeld von morgen verdienen; www.lkv-mv.de/downloads/ft32_4.pdf (aufgerufen am 2.12.2018)

43 MIV Milchindustrie-Verband e.V. (2017): Milchleistung; www.meine-milch.de/milkipedia/milchleistung (aufgerufen am 2.12.2018)

44 Martens, Holger (2013): Die Hochleistungskuh – Wenn die Leistung zur Last wird, in: Tagungsband der 51. Jahrestagung der Bayerischen Arbeitsgemeinschaft Tierernährung e.V. 2013, S. 27–35

45 ZAR Zentrale Arbeitsgemeinschaft österreichischer Rinderzüchter (2016): Efficient Cow Abschlussbericht, S. 14; www.raumberg-gumpenstein.at/cm4/de/forschung/publikationen/downloadsveranstaltungen/finish/3127-nutztierforschung/29742-efficient-cow-abschlussbericht.html (aufgerufen am 2.12.2018)

46 Busse, Tanja (2015): Die Wegwerfkuh; Blessing, S. 57f.

47 LVN Landesvereinigung der Milchwirtschaft Niedersachsen e.V. (2018): Wie alt wird eine Milchkuh; www.dialog-milch.de/7-wie-alt-wird-eine-milchkuh/ (aufgerufen am 2.12.2018)

48 Köck, Astrid (2017): Zucht auf Effizienzmerkmale und deren Zusammenhang mit Gesundheit, in: ZAR Zentrale Arbeitsgemeinschaft österreichischer Rinderzüchter: Der effizientesten Kuh auf der Spur; Wien, 2017, S. 54

49 Egger-Danner, Christa (2017): Internationale Entwicklungen und Herausforderungen zur Zucht auf die effiziente Kuh, in: ZAR Zentrale Arbeitsgemeinschaft österreichischer Rinderzüchter: Der effizientesten Kuh auf der Spur; Wien, 2017, S. 5

50 Schieritz, Mark (2016): Ach du dicke Milch, in: Die Zeit 23/2016; www.zeit.de/2016/23/milchpreis-subvention-landwirtschaft-globalisierung (aufgerufen am 2.12.2018)

51 Isermeyer, Folkhard (1988): Wandel der optimalen Betriebsgröße in der Milchviehhaltung unter dem Einfluss des technischen Fortschritts, in: Henrichsmeyer, W. u. Langbehn, C. (1988): Wirtschaftliche und soziale Auswirkungen unterschiedlicher agrarpolitischer Konzepte. Schriften der Gesellschaft für Wirtschafts- und Sozialwissenschaften des Landbaues e.V., Band 24, S. 481–493

52 Höhere Bundeslehr- und Forschungsanstalt für Landwirtschaft Raumberg-Gumpenstein (2018): Low Input; www.raumberg-gumpenstein.at/cm4/de/forschung/forschungsbereiche/bio-landwirtschaft-und-biodiversitder-nutztiere/tier/rind/kraftfutterreduktion-und-low-input.html (aufgerufen am 2.12.2018)

53 Jürgens, Karin, Poppinga, Onno u. Sperling, Urs (2015): Es geht auch ohne, in: Agrarbündnis e.V. (2015): Kritischer Agrarbericht 2015, S. 149–153

54 Ebd.

55 Fleege, Fritz (2013): Auf Sand gebettet und automatisch gemolken, in: Bauernzeitung 49/2013; www.innovationsteam.net/wordpress/wp-content/uploads/Bauernzeitung_Agrar-Gnaschwitz-2013.pdf (aufgerufen am 2.12.2018)

56 Lely (2016): Lely – Vision on Software, YouTube-Video; www.youtube.com/watch?v=McvHvmnbGak (aufgerufen am 2.12.2018)

57 Harms, Jana u. Bruhs, Birgit / Landesforschungsanstalt für Landwirtschaft und Fischerei Mecklenburg-Vorpommern (2018): Neuer Melkkostenvergleich Melkstand vs. Melkroboter; www.landwirtschaft-mv.de/Fachinformationen/Agraroekonomie/?id=845&processor=processor.sa.lfaforenbeitrag (aufgerufen am 2.12.2018)

58 Baur, Ivo et al. (2010): Einstellungen zu Hochleistungs- und Vollweidestrategie, in: Agrarforschung Schweiz 1 (9), S. 326–333

59 Göken, Norbert (2017): Stallbau: So kalkulieren Sie die Kosten für einen Milchviehstall, in: agrarheute Online; www.agrarheute.com/tier/rind/stallbau-so-kalkulieren-sie-kosten-fuer-milchviehstall-444928 (aufgerufen am 2.12.2018)

60 von Keyserlingk, Marina A.G. et al. (2017): Dairy cows value access to pasture as highly as fresh feed; Nature Scientific Reports 7; 44953; doi: 10.1038/srep44953 (2017); www.nature.com/articles/srep44953 (aufgerufen am 2.12.2018)

61 March, Solveig et al. (2016): Grazingcowhealth: Auswertung umfangreicher, im Rahmen des Bundesprogramms Ökologischer Landbau generierter Datensätze im Hinblick auf Beiträge des Graslandes und des Weideganges zu Gesundheit und Wohlbefinden von Milchkühen im Ökologischen Landbau; www.thuenen.de/media/institute/ol/Arbeitsgebiete/Rinderhaltung_SM/Downloads/12OE006_Schlussbericht-Grazingcowhealth.pdf (aufgerufen am 2.12.2018)

62 Christoph-Schulz, Inken et al. (2018): Social Lab – Nutztierhaltung im Spiegel der Gesellschaft, in: Journal für Verbraucherschutz und Lebensmittelsicherheit 13/2 (2018), S. 145–236, S. 146

63 Land schafft Leben e.V. (2018): Milch Herstellung – Betreuung und Tiergesundheit; www.landschafftleben.at/lebensmittel/milch/landwirtschaft/tierwohl-und-haltung (aufgerufen am 2.12.2018)

64 Statista (2018): Anzahl der Milchkühe je Betrieb in Deutschland in den Jahren 1995 bis 2017; https://de.statista.com/statistik/daten/studie/28755/umfrage/anzahl-der-milchkuehe-je-halter-in-deutschland-seit-1990 (aufgerufen am 2.12.2018)

65 J.H. v. Thünen-Institut (2016): Regionale Unterschiede in der Herdengrößenstruktur, in: milchtrends.de; www.milchtrends.de/daten/milchproduktion/herdengroessenstrukturen/ (aufgerufen am 2.12.2018)

66 DBV Deutscher Bauernverband (2018): Erntebilanz 2018: Futtermittel und Milch; www.bauernverband.de/erntebilanz-2018-futtermittel (aufgerufen am 2.12.2018)

67 Duchaczek, Katharina (2012): Die Milch, die Modernisierung und der Melkroboter: Die Mechanisierung der Landwirtschaft aus Sicht der St. Georgener Bäuerinnen und Bauern; Diplomarbeit, Wien

68 Passauer Neue Presse (2014): Höfesterben: Auf den Bauern lastet Investitionsdruck; www.pnp.de/lokales/stadt_und_landkreis_passau/passau_land/1496453_Hoefesterben-Auf-den-Bauern-lastet-Investitionsdruck.html (aufgerufen am 2.12.2018)

69 Christoph-Schulz, Inken et al. (2018): Social Lab – Nutztierhaltung im Spiegel der Gesellschaft, in: Journal für Verbraucherschutz und Lebensmittelsicherheit 13/2 (2018), S. 145–236, S. 167

70 NDR Panorama (2016): Die Ramschkälber; www.ndr.de/fernsehen/sendungen/panorama_die_reporter/Die-Ramschkaelber,sendung514264.html (aufgerufen am 2.12.2018)

71 agrarheute Online (2018): Marktpreise Nutzkälber; https://markt.agrarheute.com/tiere-2/nutzkaelber-15 (aufgerufen am 2.12.2018)

72 FiBL – Forschungsinstitut für biologischen Landbau (2012): Muttergebundene Kälberaufzucht in der Milchviehhaltung; https://naturland.de/images/Erzeuger/Fachthemen/Fachveranstaltungen/Tierhaltung/1575-muttergebundene-kaelberaufzucht.pdf (aufgerufen am 2.12.2018)

73 Bio Austria (2018): www.bio-austria.at/maennliche-kaelber-ungeliebter-nachwuchs/ (aufgerufen am 10.3.2019)

74 Koschnitzke, Lukas und Schießl, Michaela (2015): Kälber für die Tonne, in: Der Spiegel 18/2015; http://magazin.spiegel.de/EpubDelivery/spiegel/pdf/134660895 (aufgerufen am 2.12.2018)

75 VGT Verein gegen Tierfabriken e.V. (2018): Tiertransporte über alle (EU-)Grenzen hinweg; https://vgt.at/actionalert/tiertransporte/img/VGT-Report_Lebend-Exporte.pdf (aufgerufen am 2.12.2018)

76 Schröder, Thomas (2015): Billig um jeden Preis, in: Agrarbündnis e.V. (2015): Kritischer Agrarbericht 2015, S. 220–226

77 Hoefer, Carsten (2017): Wettkampf der Superkühe; https://science.orf.at/stories/2823580/ (aufgerufen am 2.12.2018)

78 ZAR Zentrale Arbeitsgemeinschaft Österreichischer Rinderzüchter (2018): Fleckvieh; www.zar.at/Rinderzucht-in-Oesterreich/Rinderrassen/Fleckvieh.html (aufgerufen am 2.12.2018)

79 ZAR Zentrale Arbeitsgemeinschaft Österreichischer Rinderzüchter (2018): Holstein; www.zar.at/Rinderzucht-in-Oesterreich/Rinderrassen/Holstein.html (aufgerufen am 2.12.2018)

80 Hoefer, Carsten (2017): Wettkampf der Superkühe; https://science.orf.at/stories/2823580/ (aufgerufen am 2.12.2018)

81 Censkowsky, Udo / BZfE Bundeszentrum für Ernährung (2018): Rindfleisch: Erzeugung; www.bzfe.de/inhalt/rindfleisch-erzeugung-456.html (aufgerufen am 2.12.2018)

82 SVLFG Sozialversicherung für Landwirtschaft, Forsten und Gartenbau (2017): Unfallverhütungsvorschrift Tierhaltung (VSG 4.1); www.svlfg.de/30-praevention/prv1400-gesetze-und-vorschriften/prv0301-vorschriften-fuer-sicherheit-und-gesundheitsschutz/15_vsg41.pdf (aufgerufen am 2.12.2018)

83 Demeter e.V. (2016): Kühe haben Hörner; www.demeter.de/kuehe-haben-hoerner (aufgerufen am 2.12.2018)

84 FiBL Forschungsinstitut für biologischen Landbau (2016): Die Bedeutung der Hörner für die Kuh; https://shop.fibl.org/dede/mwdownloads/download/link/id/684/ (aufgerufen am 2.12.2018)

85 Breininger, Walter (2018): Anbindehaltung: Ausgedient, was nun?, in: Bio Austria Online; www.bio-austria.at/anbindehaltung-ausgedient-was-nun/ (aufgerufen am 2.12.2018)

86 Adebamowo et al. (2005): High school dietary dairy intake and teenage acne, in: Journal of the American Academy of Dermatology 52(2), S. 207–214

87 Bundesministerium für Ernährung und Landwirtschaft (2018): Milch und ihre Inhaltsstoffe; www.bmel.de/DE/Ernaehrung/GesundeErnaehrung/Lebensmittelkunde/_Texte/Milch-Zusammenfassung.html;jsessionid=F6F3E97AA6A8090E8229959D41BFB09A.1_cid376#doc3812484bodyText1 (aufgerufen am 2.12.2018)

88 Bundesministerium für Gesundheit und Frauen (2016): Die österreichische Ernährungspyramide; www.bmgf.gv.at/cms/home/attachments/7/3/0/CH1046/CMS1290513144661/folder_erpyr_web.pdf (aufgerufen am 2.12.2018)

89 Europäische Kommission (2013): Das europäische Schulmilchprogramm; https://ec.europa.eu/agriculture/drinkitup/index_de.htm (aufgerufen am 2.12.2018)

90 Krieger, Elena (2015): Die Milchlüge. Die Milch macht's - leider doch nicht; CBX Verlag

91 Melnik, Bodo (2013): Athrose. Hat Milch negative Effekte; 6. Osnbarücker Wissensforum; www.youtube.com/watch?v=YBsS4THauWs (aufgerufen am 10.3.2019)

92 Oelsner, Winfried (2016): Milch - Ein Glaubenskrieg; Filmdokumentation

93 Ebd.

94 MRI Max Rubner Institut (2014): Ernährungsphysiologische Bewertung von Milch und Milchprodukten und ihren Inhaltsstoffen; www.mri.bund.de/fileadmin/MRI/News/Dateien/Ern%C3%A4hrungsphysiolog-Bewertung-Milch-Milchprodukte.pdf (aufgerufen am 2.12.2018)

95 Oelsner, Winfried (2016): Milch - Ein Glaubenskrieg; Filmdokumentation

96 KERN Kompetenzzentrum für Ernährung Bayern (2015): Freispruch für die Milch; www.kern.bayern.de/wissenschaft/107510/index.php (aufgerufen am 26.10.2018)

97 PwC PricewaterhouseCoopers (2017): Konsumentenbefragung Bio vs. konventionell - Was kaufen Konsumenten zu welchem Preis?; www.pwc.de/de/handel-und-konsumgueter/assets/pwc-bevoelkerungsbefragung-bio-vs-konventionell.pdf (aufgerufen am 2.12.2018)

98 AMA Agrarmarkt Austria (2018): RollAMA Motivanalyse Jänner 2018; https://amainfo.at/ueber-uns/marktinformationen/?tx_kwamadownload_kwamadl%5Bdownloaduid%5D=2169&cHash=e5dfc90c9315709bdcd8f7b617b5514a (aufgerufen am 2.12.2018)

99 FiBL Forschungsinstitut für biologischen Landbau (2016): Klare Unterschiede in der Qualität von Milch und Fleisch zwischen biologischer und konventioneller Produktion; www.fibl.org/de/medien/medienarchiv/medienarchiv16/medienmitteilung16/article/klare-unterschiede-in-der-qualitaet-von-milch-und-fleisch-zwischen-biologischer-und-konventioneller-p.html (aufgerufen am 2.12.2018)

100 Barthes, Roland (2015): Mythen des Alltags; Suhrkamp, S. 98

101 Drösser, Christoph (2007): Bambi-Syndrom, in: Die Zeit 21/2007; www.zeit.de/2007/21/Stimmts-Bambi-Syndrom (aufgerufen am 2.12.2018)

102 Harari, Yuval Noah (2014): Eine kurze Geschichte der Menschheit; Pantheon, S. 141

103 Weber, Josef / Landwirtschaftskammer Niederösterreich (2017): Milchpädagogik; https://noe.lko.at/media.php?filename=download%3D%2F2017.10.17%2F1508236387640327.pdf&rn=Milchp%C3%A4dagogik_Web.pdf (aufgerufen am 2.12.2018)

104 Guangyong Zhu u. Zuobing Xiao (2017): Creation and imitation of a milk flavour, in: Food & Function 2017, 8; S. 1080–1084

105 Donohoe, Patrick (2017): In pictures: inside Almarai's dairy farm in the Saudi desert, in: Irish Farmers Journal Online; www.farmersjournal.ie/in-pictures-inside-almarais-dairy-farm-in-the-saudi-desert-258662 (aufgerufen am 2.12.2018)

106 Sundermann, Jutta; Dorn, Leonie u. Benning, Reinhild (2016): Wachsen oder trinken?, in: Agrarbündnis e.V. (2016): Kritischer Agrarbericht 2016, S. 200–205

107 Mak, Geert (2014): Wie Gott verschwand aus Jorwerd; Pantheon, S. 99

108 Rotz, Alan (2017): Symposium review: Modeling greenhouse gas emissions from dairy farms, in: Journal of Dairy Science, Volume 101, Issue 7, S. 6675–6690

109 Österreichisches Umweltbundesamt (2018): Klimaschutzbericht 2018; www.umweltbundesamt.at/fileadmin/site/publikationen/REP0660.pdf (aufgerufen am 2.12.2018)

110 Deutsches Umweltbundesamt (2018): Umwelt und Landwirtschaft, Ausgabe 2018; www.umweltbundesamt.de/sites/default/files/medien/376/publikationen/uba_dzu2018_umwelt_und_landwirtschaft_web_bf_v7.pdf (aufgerufen am 2.12.2018)

111 FAO Food and Agriculture Organization of the UN (2010): Greenhouse Gas Emissions from the Dairy Sector; www.fao.org/docrep/012/k7930e/k7930e00.pdf (aufgerufen am 2.12.2018)

112 Reichert, Tobias (2014): Wachsender Fleischkonsum in Zeiten von Hunger und Klimawandel, in: Agrarbündnis e.V. (2014): Kritischer Agrarbericht 2014, S. 85–90

113 Landesvereinigung der Milchwirtschaft Niedersachsen e.V. (2016): Die Nutzung von Güllefeststoffen als Einstreu in der Rinderhaltung ist nicht erlaubt; https://milchwirtschaft.de/aktuelles-und-veranstaltungen/aktuelles/2016/05/18-guelle.php (aufgerufen am 2.12.2018)

114 Hofmann, Frank et al. (2015): Biogasanlagen im Ökolandbau; http://orgprints.org/29559/1/FNR_Abschlussbericht_BioBiogas_22003312.pdf (aufgerufen am 2.12.2018)

115 BLE Bundesanstalt für Landwirtschaft und Ernährung (2018): Umstellen mit Biogasanlage – Chancen und Herausforderungen; www.oekolandbau.de/erzeuger/umweltleistungen/biogaserzeugung-auf-biobetrieben/umstellen-mit-biogasanlage/ (aufgerufen am 2.12.2018)

116 Lebensart Magazin (2018): Kreislauf des Lebens – Was bedeutet die neue Kennzeichnung?, in: Lebensart Magazin 03/2018, S. 37

117 Hofer KG (2018): SMART-Farm Tool – Die Wissenschaft hinter der Bewertung; www.zurueckzumursprung.at/nachhaltigkeit/smartmethode/ (aufgerufen am 2.12.2018)

118 Ulrich, Bernd (2018): Verschärfte Wahrnehmung, in: Zeitmagazin 32/2018; www.zeit.de/zeit-magazin/2018/32/vegan-leben-fleisch-tiere-tierschutz (aufgerufen am 2.12.2018)

119 https://diepresse.com/home/wirtschaft/verbraucher/5235543/Warnung-Ihre-Sojamilch-kommt-gar-nicht-von-der-Kuh

120 Deutsches Umweltbundesamt (2016): Umweltbewusstsein und Umweltverhalten der sozialen Milieus in Deutschland; www.umweltbundesamt.de/sites/default/files/medien/publikation/long/3871.pdf (aufgerufen am 2.12.2018)

121 Spiller, Achim et al. (2016): Gibt es eine Zukunft für die moderne konventionelle Tierhaltung in Nordwesteuropa?, Georg-August-Universität Göttingen